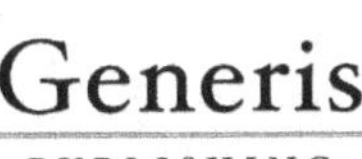

COVID-19: LA NUEVA PANDEMIA Y PRIMERA DEL SIGLO XXI (CORONAVIRUS [SARSCOV-2, nCoV-2019]) / PERSPECTIVA MÉXICO

Dr. José de Jesús Coria-Lorenzo

Title: **COVID-19: LA NUEVA PANDEMIA Y PRIMERA DEL SIGLO XXI (CORONAVIRUS [SARSCOV-2, nCoV-2019]) / PERSPECTIVA MÉXICO**

ISBN: 979-8-89248-749-8

Author: Dr. José de Jesús Coria-Lorenzo

Cover image: www.pixabay.com

Publisher: Generis Publishing
Online orders: www.generis-publishing.com
Contact email: info@generis-publishing.com

COVID-19: LA NUEVA PANDEMIA Y PRIMERA DEL SIGLO XXI (CORONAVIRUS [SARSCOV-2, nCoV-2019]) / PERSPECTIVA MÉXICO

PREGUNTAS SOBRE EL TEMA:

1.- CUANTOS TIPOS DE CORONAVIRUS INFECTAN AL HOMBRE?

a.- HCoVs: 229E, HKU1, NL63, OC43

b.- SARS-CoV-1 y SARS-Cov-2

c.- MERS-CoV y COVID-19

d.- HCoVs: 229E, HKU1

e.- HCoVs: 229E, HKU1, NL63, OC43, SARS-CoV-1, MERS-CoV y SARS-Cov-2

2.- CUAL ES EL CUADRO CLINICO DE LA ENFERMEDAD

a.- Fiebre >38° C, tos seca, mialgias y fatiga, disnea, cefalea.

b.- Fiebre <38° C, tos seca, mialgias y fatiga, disnea, cefalea.

c.- Fiebre <38° C, tos húmeda, mialgias y fatiga, disnea, cefalea.

d.- Fiebre >38° C, tos húmeda, mialgias y fatiga, disnea, cefalea.

e.- Fiebre >38° C, hemoptisis, mialgias y fatiga, disnea, cefalea.

3.- CUAL DE LAS PRUEBAS DIAGNÓSTICAS ES MEJOR PARA DETECCIÓN DE COVID-19 EN FASE AGUDA?

a.- Detección de Anticuerpos IgG e IgM.

b.- Detección de Antígenos IgG e IgM.,

c.- Determinación de rRT-PCR

d.- XpertXpress® SARS-CoV-2.

e.- ELISA para SARS-Cov-2

4.- LA HIPOXEMIA CAUSADA POR COVID-19 DURANTE EL EMBARAZO PUEDE FAVORECER EN E L NEONATO?

a.- Parto prematuro, corioretinitis y peso bajo,

b.- Óbito

c.- Parto pretérmino

d.- Parto prematuro y peso bajo.

e.- Peso bajo y sepsis temprana

5.- CUAL ES EL PERIODO DE TIEMPO IDEAL PARA SOLICITAR LA TOMA DE PCR PARA DIAGNÓSTICO OPORTUNO DE COVID-19?

a.- Al segundo día del contacto con un paciente confirmado o sospechoso.

b.- Entre el 5° - 10° día post contacto.

c.- Al día 14 del contacto.

d.- En cualquier momento de la enfermedad.

e.- Al ingreso a hospitalización.

6.- CUANTO DURAN LOS ANTICUERPOS DESPUES DE HABER TENIDO UNA PRIMOINFECCIÓN POR SARS-CoV-2?

a.- 1 mes

b.- 3 meses

c- 6-8 meses

d.- 1 año

e.- Toda la vida

AUTOR:

Dr. José de Jesús Coria Lorenzo.

Pediatra Infectólogo del Hospital Infantil de México Dr. Federico Gómez, SSa.
Miembro Titular de la Academia Mexicana de Pediatría A.C. Miembro de la
Asociación Mexicana de Infectología Pediátrica. Miembro de la Sociedad
Latinoamericana de Infectología Pediátrica A.C. Miembro del Colegio Mexicano de
Educación Médica Continua A.C. Member of World Society of Pediatrics Infectious
Diseases. Ex Professor of the Academy for Infection Management. Miembro de la
Asociación Mexicana de Pediatría A.C. Investigador en Ciencias Médicas B.

COLABORADORES:

Dr. Luis Eduardo Moctezuma Paz.

Médico Pediatra, Secretario de Capacitación de la Sección II del SNTISSSTE.

Ex encargado Nacional de Guías de Práctica Clínica, Medico de planeación de
Unidades Médicas, Asociación Público Privadas. Médico de Intercambio de Servicios
Interinstitucionales.

Gineco - Obstetra Dr. Jesús Armando Coria Guerrero.

Ginecología y Obstetricia. Alta especialidad en cirugía endoscópica ginecológica.
Adscrito Hospital Municipal Mariano Matamoros – Bicentenario Tenango del Valle. y
del Hospital de Ginecología y Obstetricia del IMIEM- Toluca, Edo de México.

Dr. Eduardo Antonio Lara Pérez.

Médico Pediatra, Ex investigador del Covecyt, Ex presidente del Colegio Mexicano de
profesores de pediatría, Jubilado del IMSS, Miembro titular de la Academia Mexicana
de Pediatría A.C., Catedrático de la Universidad veracruzana, Presidente y Director
General de la Fraternidad Médica por la Salud "Médicos unidos por México."

Dr. Jorge Field Cortazares.

Pediatra Infectólogo, Profesor Investigador de la Universidad Autónoma de Baja
California. Miembro titular de la Academia Mexicana de Pediatría A.C. Miembro de

la Academia Nacional de Medicina A.C. Miembro de la Academia Nacional de Cirugía A.C.

Contenido

AGRADECIMIENTOS:

De manera sencilla y práctica reconocemos y agradecemos al grupo de médicos que con sus conocimientos, profesionalismo y entusiasmo aportaron y contribuyeron a llevar a cabo esta pequeña obra, con el objetivo que pueda ser de utilidad en cuanto a educación y conocimiento de quien la pueda leerla.

DEDICATORIA:

13

Con mucho respeto para todos aquellos que directa o indirectamente han sufrido, sufrieron y sufren el haber enfrentado a la enfermedad de la COVID-19. Con amor para mi esposa (Guille), mi hija (Andrea), mis nietos (Hasen Samuel, Héctor Armando, Victoria, Daniel y Hakim Elías) y con admiración para mis hijos (Héctor Daniel y Jesús Armando).

PRÓLOGO

Ciertamente la reciente pandemia y primera de este siglo XXI, causada por un nuevo coronavirus respiratorio no estacional (*SARS-CoV-2*), diferente de los ya conocidos habituales (*229E, HKU1, NL63, OC43* [virus estacionales]), y diferente de los dos últimos más recientes (*SARS-CoV-1 y MERS-CoV* [que amenazaron con ser pandémicos]), y que ya prácticamente fue declarada por la OMS (Organización Mundial de la Salud) como una enfermedad que dejo de ser una amenaza importante para la salud mundial (5 de mayo del 2023), poniendo fin al concepto de pandemia y dejándose como una enfermedad con eventos epidémicos; causo importantes y drásticos cambios en la población mundial, empezando por el quédate en casa, de lo cual derivo la baja productividad de los diferentes empleos (sobre todo de la industria y del campo), baja en el aprovechamiento escolar, baja en los ingresos monetarios familiares, baja en el número de aplicación de vacunas a población pediátrica, entre otros, como endeudamiento tanto de grandes, medianos y pequeños negocios así como de manera individual, ya que al no trabajar no se generaban ingresos.

Realmente fue una situación caótica y posiblemente en todo el mundo, a la cual no se supo cómo enfrentarse en sus etapas iniciales, pero gracias al trabajo de muchos médicos investigadores de diferentes partes del mundo hemos podido entender y tratamos de comprender un poco sobre el comportamiento de este nuevo coronavirus, que al igual que la influenza humana, llego para quedarse.

Por lo cual los que aquí hemos colaborado en la elaboración de este pequeño libro, traspolamos lo poco o mucho que a la fecha se sabe sobre este patógeno y sus consecuencias como enfermedad, con el objetivo de ayudar a entender que paso y que puede pasar conforme avancen los estudios respecto del SARS-CoV-2 (COVID-19), estando seguros que ello pueda servir como una forma de educación médica continua, que sea de ayuda para todo aquel profesional de la salud.

Dr. José de Jesús Coria Lorenzo

CONSIDERACIONES Y OBJETIVOS

Si bien es cierto que esta pandemia nos sorprendió a todos desde cualquier punto de vista, social, político, cultural, turístico, mercantil-económico y sobre todo médico, también es cierto que como pasa en muchos otros casos y lo hemos aprendido de la misma historia de las pandemias, que no hay mal que por bien no venga. A qué viene esto?, bueno recordar que al poco tiempo que inicio este evento pandémico, en México como en otras partes del mundo también estaban registrándose casos nuevos o brotes pequeños de Sarampión, lo que puso en alerta máxima a los sistemas de salud incluido el órgano máximo (OMS [Organización Mundial de la Salud]), sobre todo porque se esperaba una oleada de mortandad asociada al Sarampión, no obstante gracias a la principal medida de contingencia tomada contra esta nueva pandemia, que fue el quédate en casa y a que hubo el cierre de escuelas en todos los niveles escolares (primarias, secundarias, preparatorias y universidades), sin pretenderlo así, observamos que la morbimortalidad esperada por un rebrote de Sarampión no llego a presentarse. Y por igual lo vimos también con la Influenza estacional durante el periodo de 2020-2021, que solo reporto 6 casos; donde si ya el quédate en casa no fue obligatorio, sí la gente consiente ha tenido a bien hacer del cubre bocas parte de su atuendo, por lo cual hubo también un menor número de casos asociados a influenza estacional comparados con los dos últimos periodos epidemiológicos de la misma (2018-2019 [7,467 casos] – 2019-2020 [6,204 casos]). *(Fuente: SINAVE/DGE/Sistema de Vigilancia Epidemiológica de Influenza, acceso al 07/10/2021).* Independientemente de ello no deja de ser un riesgo elevado para fallecer, el hecho de que puedan coexistir las dos enfermedades (Influenza y COVID-19) en un mismo individuo con ciertas co-morbilidades, o que se aumente la morbilidad en aquellos sin comorbilidades.

Esta nueva enfermedad llamada COVID-19 que es la nueva pandemia y primera del siglo XXI, y que fue declarada así, como pandemia, en Ginebra, el 11 de marzo de 2020 por el Director General de la OMS (Organización Mundial de la Salud); el doctor Tedros Adhanom Ghebreyesus, conocemos oficialmente (a reserva de lo que se comentara más adelante) que se detecto por primera vez en diciembre del 2019 en Wuhan, China; y que a hora sabemos que este es otro brote de coronavirus en humanos (el séptimo virus), que ha sido nombrado SARS-CoV-2, del cual hasta el 6 de marzo de 2020, se habían reportado más de 100,685 casos y 3,411 muertes, y que la OMS estimo una tasa de letalidad del 3.4%, que es significativamente menor que la tasa de letalidad del SARS-CoV-1.

Por todo esto es que las consideraciones vertidas en este escrito sobre COVID-19 es tratar de poner dentro de contexto, lo más actual que se tiene sobre esta pandemia al momento de su elaboración, así mismo resaltar que los objetivos son: primeramente, los de mantener una idea clara de lo que representa esta nueva pandemia en cuanto a que la enfermedad será prácticamente parte de la esencia de nuestras vidas de aquí en adelante (tal cual como ha pasado con la influenza), se tenga o no un tratamiento efectivo o una vacuna altamente eficiente y eficaz. Y en segundo lugar dejar plasmado el trabajo de un grupo de expertos (No en COVID-19 [porque a la fecha no hay nadie en el mundo que se diga totalmente experto en ello]), dentro de sus respectivas especialidades y subespecialidades como lo son, dentro del campo de la pediatría, infectología, epidemiología y ginecología que se esforzaron por hacer una revisión y consensuar en cuanto a la mejor manera de enfrentar a esta nueva pandemia.

Como tal y debido a que cada día sale algo nuevo sobre el comportamiento en general del COVID-19, trataremos de abordar los aspectos epidemiológicos más relevantes y actualizados de la misma, tanto en el contexto internacional como lo que hemos visto en nuestro país, México.

INTRODUCCION

Al principio de la pandemia, no era claro cómo el SARS-CoV-2 estaba moviéndose entre países, dónde se estaba propagando localmente y cómo los brotes localizados estaban relacionados. A través de los primeros cuatro meses de iniciada la pandemia, los científicos trataron de responder esas preguntas y muchas más.

Lo que ha quedado claro hasta ese punto de la pandemia, es que los siguientes patrones fueron, y siguen considerándose en gran medida, consistentes a través de todo el mundo:

Tanto los brotes y los rebrotes que se encuentran en distintas partes del mundo están estrechamente relacionados.

A través de la migración humana, el virus ha sido introducido a la mayoría de las comunidades varias veces.

Cuando nuevos casos llegan a una nueva comunidad, la mayoría no resultan en transmisión extensiva (quizás por lo que se ha dicho de la existencia de inmunidad previa [cruzada]). Pero, en otras veces, sujeto a las condiciones locales y un poco de suerte, algunos de estos casos se convierten en brotes locales.

Eventualmente, estos brotes locales se convierten en fuentes de casos nuevos en otros lugares (cuando no se mantiene la regla del quédate en casa).

Este patrón se observó en países que experimentaron su primera ola de infecciones. Pero lo más alarmantemente, es que también lo vimos y vivimos, a lo largo de esta pandemia que este patrón se repitió en países donde el virus fue reintroducido después de haber pasado por el pico inicial de casos, incluso varios meses antes, presentándose como un rebrote. Por lo que los que han estudiado sobre el tema consideran que este patrón solo se puede romper cuando un país puede hacer pruebas, encontrar y aislar casos inmediatamente de manera efectiva.

Que hemos aprendido con estos hallazgos, pues, significan que todos los brotes a través del mundo están estrechamente relacionados y que la batalla contra el COVID-19 hoy por hoy será un esfuerzo global: no podemos ganarle al virus en una parte específica sin también estar controlándolo en el resto del mundo.

ANTECEDENTES

Los coronavirus (CoV) son miembros de diversas especies de virus de tipo RNA de sentido positivo ([+]ssRNA) que tienen un historial de causar infecciones respiratorias en humanos. Antes de la pandemia cuatro de las seis variantes de estos coronavirus se veían principalmente asociadas con brotes y otras han circulado continuamente, pero causando infecciones respiratorias principalmente leves (por ejemplo, el resfriado común).

En diciembre de 2019, se detectó por primera vez una nueva enfermedad en Wuhan, China. Ahora sabemos que este es otro brote de coronavirus en humanos (el séptimo). El virus ha sido nombrado SARS-CoV-2 y la enfermedad que causa se ha denominado COVID-19. No obstante de ello, al parecer el primer caso de enfermedad por este nuevo coronavirus fue identificado en noviembre del 2019 en un hombre de 55 años de edad igual en la provincia china de Hubei, que posteriormente se convirtió en su epicentro. Este caso pudo haber sido "el paciente cero" acorde a los medios chinos, dado que los casos subsecuentes comenzaron a acumularse rápidamente desde entonces. [1-2]

Todos los coronavirus incluido este pandémico, tienen un predominio estacional de afectación en invierno. [3-4]

A continuación se mencionaran algunas características de estos coronavirus que afectan al humano.

SARS-CoV-1 y MERS-CoV

Dos eventos de posible pandemia por otros dos coronavirus diferentes de los causantes del resfriado común fueron identificados en el siglo pasado, y se denominaron como: SARS-CoV-1 y MERS-CoV; El más conocido de estos coronavirus es el SARS-CoV-1 ("síndrome respiratorio agudo severo"), que en un brote de noviembre de 2002 a julio de 2003 se extendió por todo el mundo y provocó más de 8000 casos y 774 muertes, con una tasa de letalidad de alrededor de 9-11%.En 2012, se identificó un nuevo coronavirus, MERS-CoV ("síndrome respiratorio del Medio Oriente"), causante causaba síntomas respiratorios graves. MERS ha resultado en muertes comparables al

SARS-CoV-1, sin embargo, la ruta de transmisión de MERS es muy diferente. Mientras que el SARS-CoV-1 se propagó eficientemente de un humano a otro, las infecciones de MERS en humanos fueron generalmente el resultado de zoonosis independientes (transmisiones de animales a humanos) de los camellos. Esto ha llevado a un brote auto limitado en gran parte restringido a la Península Arábiga.[5]

CoV estacionales (HCoVs: 229E, HKU1, NL63, OC43):

Sin embargo, no todos los coronavirus son tan mortales como SARS-CoV-1 y MERS-CoV. Estos cuatro coronavirus "estacionales" o coronavirus respiratorios que comúnmente infectan a los humanos cada año, en comparación con el SARS, son cepas de coronavirus estacionales, los cuales son "*causantes mucho más frecuentes, mucho menos graves y comunes de enfermedades similares a la influenza (ETI).* "De hecho, el 5 - 12 % de todos los casos de ETI resultan en una prueba positiva para alguno de estos coronavirus, por lo que son bastante comunes, resultando en millones de infecciones cada año con baja severidad. Estos coronavirus estacionales son el resultado de desbordamientos separados del reservorio de animales murciélagos en humanos en los últimos ~ 100 años, en los que después del desbordamiento, cada virus estacional se estableció y se extendió ampliamente en la población humana.[6-7]

Reservorios de animales:

 Los coronavirus infectan una amplia gama de animales, y los brotes humanos descritos anteriormente son el resultado de uno o más "saltos" de estos reservorios animales a la población humana. Se cree que el SARS-CoV-1 llegó a la población humana a partir del murciélago de herradura (Ver foto 1), a través de un intermediario enmascarado, el gato de civeta de palma asiática (Ver foto 2).

El origen del nuevo virus pandémico aún no está claro, sin embargo, el análisis genómico (al cual nos referiremos más adelante)sugiere que el SARS-CoV-2 (COVID-19) está más estrechamente relacionado con los virus previamente identificados en los murciélagos, aunque se ha puesto en entre dicho que el pangolín pudiese ser su huésped intermediario (lo cual no se ha corroborado plenamente), [Ver foto 3]. Es plausible que haya otras transmisiones de animales intermedias antes de la introducción en humanos, pero lo que si no hay, es evidencia de serpientes como intermediario.[8]

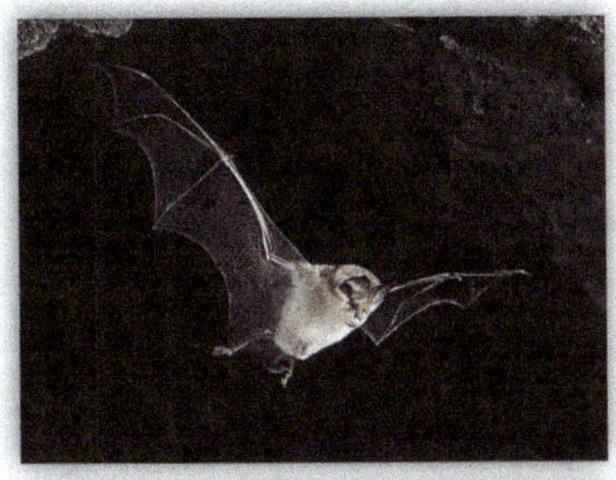

Foto 1: Murciélago de Herradura Grande

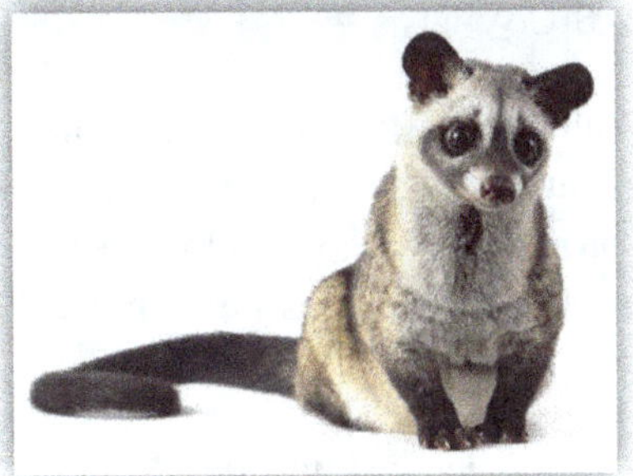

Foto 2: Esta es la imagen de la Civeta de Palma Asiática.

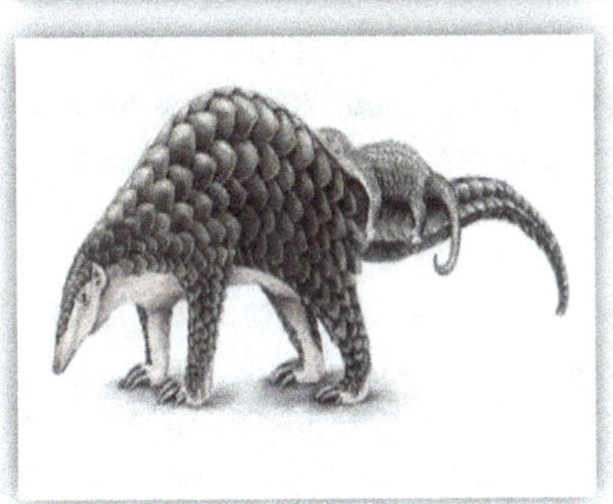

Foto 3: Pangolín de China.

Historia del SARS-CoV-2

¿Al respecto cabe mencionar en cuanto a la historia de, de donde viene este nuevo coronavirus COVID-19? - se comenta que desde hace siete años se empezaba a tener ya conocimiento de este nuevo virus, así como de que era causante de un cuadro neumónico (*al cual no se le prestó la atención debida en ese entonces*). Hay indicios que narran la historia de esta manera.[9-10]

1.-Abril-Mayo 2012: Seis mineros de una mina de cobre cerca de Tungguan, provincia de Yunnan, presentaron un cuadro de neumonía severa posterior a limpiar heces de murciélago de una mina abandonada. Algunos trabajadores enfermaron en pocos días y otros en un par de semanas. Síntomas relacionados al actual cuadro de COVID-19 (fiebre, tos, dolor costal y dificultad para respirar).

2.-Abril-Junio 2012: Dos de los seis mineros (de 42 y 63 años) que fueron ingresados al hospital de Kunmingg de la provincia de Yunnan fallecieron, mientras que uno permaneció en la UCI (Unidad de Cuidados Intensivos). El cuadro clínico sorprendió a los médicos de dicho hospital, debido a la rápida progresión y mortalidad. Los sobrevivientes resultaron con todas las pruebas negativas (fiebre hemorrágica, fiebre por dengue, encefalitis japonesa, influenza y SARS-CoV-1).

3.-Verano 212: En el Instituto Virología de Wuhan en la provincia de Hubei, las muestras sanguíneas de los hombres testados para búsqueda de virus en el laboratorio, fueron positivas para anticuerpos de un nuevo Coronavirus; denominado SARS-Like. Sugiriendo la emergencia de una nueva cepa en los murciélagos de la mina. Para entonces un tercer minero de 45 años falleció.

4.-Agosto 212/Julio 2013: Científicos investigadores del Instituto de Virología de Wuhan, comandados por Shi Zengli apodada "La mujer murciélago" realizaron un viaje de 1000 millas hacia la mina para tratar de encontrar al nuevo coronavirus. Ellos recolectaron 276 muestras fecales de murciélagos y las transfirieron al laboratorio de Wuhan, donde las almacenaron a -80°C en una solución especial.

5.-Febrero 2016: El Instituto de Virología de Wuhan en la provincia de Hubei encontró que la mitad de los murciélagos estaban siendo portadores de coronavirus, incluyendo una *"nueva cepa"* de la familia SARS. Esta fue llamada RaBt-CoV/4991. En ese mismo año los resultados del trabajo fueron publicados en una revista científica, pero nada sobre las enfermedades fatales de los mineros.

6.- Enero del 2020: Nuevamente el Instituto de Wuhan encontró un nuevo virus y le llamo RaTG13, que está relativamente muy cercano con COVID-19, con un 96.2% en su estructura genómica. La evidencia señala que RaTG13 es el mismo que RaBt-CoV/4991 (descubierto en 2013). El Instituto fallo en mencionar esto, cuando publicaron sus hallazgos en Enero del 2020.

7.-Noviembre-Diciembre-2019: Inicia la historia en el mercado de mariscos de un brote de neumonía grave por un nuevo virus.

8.- 30 de enero de 2020: La epidemia de COVID-19 fue declarada por la OMS una emergencia de salud pública de preocupación internacional; estando al frente el doctor Tedros Adhanom Ghebreyesus.

9.- 11 de marzo de 2020: Se declara a la enfermedad causada por el SARS-CoV-2 como pandemia, por parte de la OMS.

TRANSMISIBILIDAD

Transmisión de persona a persona: La capacidad de transmitir diferentes linajes entre humanos es extremadamente importante para comprender el desarrollo potencial de un brote, o incluso de una pandemia. Debido a la capacidad de propagación del SARS-CoV-1 entre humanos y la alta tasa de letalidad registrada en su momento; la OMS considero al SARS (o cualquier virus similar al SARS) como una amenaza a la salud pública mundial.[11] Por lo que en ese momento de la pandemia (a casi cuatro años de su inicio [Septiembre -2020]), la epidemiología genómica se consideró urgentemente necesaria y necesitada entre comunidades locales a través de oficinas locales de salud pública que fuese enviada a los centros nacionales y de ahí a los internacionales y se hiciera llegar al principal como lo es el que vigila las cepas circulantes de Influenza a nivel mundial, que es el GISRS de la OMS (Sistema Global de Vigilancia y Respuesta a la Influenza, y que ahora es el encargado igual de vigilar al COVID-19, y que se conoce como GISAID (Global Initiative on Sharing Avian Flu Data).

A nivel mundial durante en las primeras fases de la pandemia la transmisibilidad (número de reproductividad efectivo o número básico de reproducción [Conocido como R_o]) estimada del COVID-19 fue de 2.6 a 4.71, sin embargo, dicha transmisibilidad, sabemos ahora que varía en cada área geográfica debido a la interacción de variables del virus, del medio ambiente y de los individuos. Así mismo depende de la cepa y de la variante de la cepa, que pueda tener o no mayor transmisibilidad. En epidemiología, el número básico de reproducción de una infección (también llamado ritmo básico de reproducción, ratio reproductiva básica y denotadas por R0, r sub-cero) es el número promedio de casos nuevos que genera un caso dado a lo largo de un período infeccioso. Esta métrica es útil debido a que ayuda a determinar cuándo una enfermedad infecciosa puede dar lugar a un brote epidémico serio. Generalmente, cuanto más grande R_0 es tanto más difícil controlar la epidemia. En la tabla 1 se resumen las principales variables que determinan la transmisibilidad de una enfermedad durante una pandemia.[12]

Tabla 1. Factores que determinan la transmisibilidad (Número de Reproductividad Efectiva) del COVID-19		
Virus	**Medio Ambiente**	**Individuo**
1.-Cepa del virus **2.-Virulencia del virus** **3.- Termolabilidad** **4.-Mutabilidad** **5.-Dosis infectante** **6.-Receptores virales que determinan las vías de trasmisión (área, contacto, sexual, oro-fecal, nosocomial)**	1.-Estación del año (Hay más casos en invierno) 2.-Densidad poblacional en cada área geográfica (entre más gente expuesta a personas contagiadas en un área geográfica mayor es el número de gente contagiada y de defunciones). 3.-Tiempo de exposición con una o varias personas contagiadas. 4.-Políticas sanitarias para trabajar en conjunto instituciones gubernamentales e instituciones privadas (incluyendo organizaciones no gubernamentales) 5.-Efectividad de cumplimiento de medidas sanitarias preventivas poblacionales, (Confinamiento, toque de queda, multas económicas por incumplimiento, manejo de fómites, difusión masiva de medidas de prevención, incineración de cadáveres sin velación, ayuda económica o alimentaria gubernamental, etc.) 6.-Dinero otorgado al sector salud para la contingencia sanitaria. 7.-Capacidad de atención médica (Entre menos hospitales más contagios y más defunciones) 8.-Velocidad de investigación resolutiva para obtener tratamientos específicos, seguros y efectivos (antiviral, vacuna, anticuerpos monoclonales específicos, etc.) 9.-Capacidad de laboratorios e industria para producir masivamente medicamentos e insumos de protección personal. 10.-Repercusiones económicas (desempleo, quiebra de empresas, disminución de recaudación de impuestos, violencia social, etc.) secundarias al confinamiento de la pandemia. 11.Contaminación ambiental	1.-Madurez Inmunológica 2.-Memoria inmunológica permanente y efectiva (La carga deficiencia inmunitaria origina mayor carga viral, la cual origina mayor severidad de la enfermedad) 3.-Sexo (Afecta más sexo masculino) 4.-Co-morbilidades existentes 5.-Ocupación laboral 6.-Economía personal y familiar 7.-Medidas de protección e higiene

A continuación, se describen los diferentes mecanismos de transmisibilidad del SARS-CoV-2:

a). Directa e indirecta:

El COVID-19 se trasmite mediante gotículas respiratorias, bioaerosoles y superficies contaminadas, sobre todo superficies que se encuentren en su entorno inmediato o con objetos que haya utilizado (por ejemplo, un estetoscopio o un termómetro), y relativamente el contacto con fómites (El virus contenido en pequeñas gotas puede depositarse sobre superficies inertes [fómites] y mantener su capacidad infecciosa por periodos).[13-16] El coronavirus se ha aislado en agua de drenaje y líquidos corporales (líquido cefalorraquídeo, semen, sangre, heces, orina [aunque al parecer el virus no está presente en los fluidos vaginales]). Dada esta situación se conoce que es posible también la trasmisión oro-fecal (al usar aguas negras no tratadas para riego de sembradíos de frutas y verduras); la transmisión nosocomial es un mecanismo muy común de diseminación del COVID-19 (contacto con líquidos corporales o gotículas de pacientes enfermos [como se ha visto reportado en cuanto al gran número de contagios y mortandad entre personal de salud que atiende a pacientes COVID-19]).[17-18]

b). Nosocomial:

Como ya se dijo, de igual manera la transmisión nosocomial por igual se ha documentado se puede dar mediante la contaminación ambiental por SARS-CoV-2 tanto del aire como en las superficies ambientales, ya sea en áreas con COVID-19 como sin COVID-19. Esto se documentó en un estudio realizado cuando la tercera ola de la pandemia de COVID-19 azotó Portugal. Uno de los principales hospitales de Portugal evaluó la contaminación ambiental y de superficies por SARS-CoV-2 en diferentes áreas de uno de los principales hospitales de Portugal entre el 21 de enero y el 11 de febrero de 2021. Se recolectaron muestras de aire (n = 44) de once áreas diferentes del Hospital (cuatro áreas COVID-19 y siete áreas no COVID-19) utilizando Coriolis® µ y dispositivos de muestreo de aire ciclónicos Coriolis® Compact. También se realizó muestreo de superficie (n = 17) en cuatro áreas (una COVID-19 y tres áreas no COVID-19). Se realizo extracción de RNA seguido de RT-qPCR paso por paso adaptado con fines cuantitativos. En dos de las muestras de aire se detectaron positivas para ARN del SARS-CoV-2 (6575 copias/m^3 y 6662,5 copias/m^3, respectivamente), y en tres muestras de superficie, fueron positivas para ARN del SARS-CoV-2 (200,6 copias/cm^2, 179,2 copias/cm^2, y 201,7 copias/cm^2, respectivamente). Por lo que se concluyó, contaminación ambiental por SARS-CoV-2 tanto en el aire como en las superficies tanto en áreas con COVID-19 como sin COVID-19. [19]Otro estudio realizado un año atrás, entre el 02 al 20 de abril del 2020, durante el pico de la pandemia de COVID-19, en un hospital de Londres (que forma parte de un grupo de cinco hospitales universitarios del noroeste de Londres), analizo por igual el aire y superficies. Se recogieron tres o cuatro muestras de aire de 1,0m3 en cada área utilizando un muestreador de aire activo. Las muestras de superficie se recogieron frotando elementos en las inmediaciones de cada muestra de aire. SARS-CoV-2 fue detectado mediante PCR con transcripción inversa y cultivo viral. Pero el RNA viral solo fue detecto en 114 de 218 (52.3%) de superficies analizadas y en 14 de 31 (38.7%) de muestras de aire y no hubo cultivos positivos. Este estudio concluye que hay un alto riesgo potencial de contaminación ambiental (superficies y aire) en el manejo de pacientes con COVID-19. [20]

c). Trasmisión materno fetal:

Se ha considerado pueda ser, tal vez por vía transplacentaria (perinatal); se ha considerado posible, y ha sido sugerida por varios autores, y no obstante de que muchas de las pruebas diagnósticas realizadas a hijos de madres infectadas han sido negativas, sí, se ha probado la presencia de virus tanto en placenta, líquido amniótico y leche materna; aunque ello, de forma ocasional, y sin clara evidencia de infección neonatal. Un estudio realizado en un área de neonatología en un hospital de tercer nivel de España entre el 1 de marzo y el 17 de agosto de 2020 y Siguiendo las recomendaciones de la Sociedad Española de Neonatología (SENEO) concluyo que el riesgo de transmisión de SARS-CoV-2 de la madre al producto, es bajo. [21] Otro estudio del 2021, quizás el de más alcance al respecto, realizo una búsqueda de la literatura en PubMed, ProQuest, Scopus, BVS y SciElo, donde evaluó: el cuadro clínico de la infección en las embarazadas, el riesgo de transmisión vertical, el tratamiento, la gravedad de la enfermedad y los desenlaces neonatales, y genero las siguientes preguntas de acuerdo al siguiente marco analítico que se muestra en el siguiente recuadro (tomado de: Guiza Romero Ángel Flaminio, y cols. *Rev Cuid* Abril de 2022;13(1): e17.)

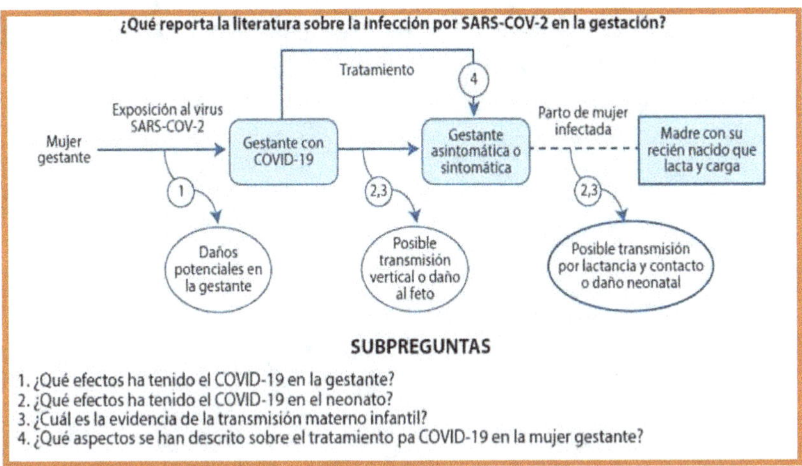

Todo ello en virtud de que no se sabe mucho respecto del comportamiento y el impacto clínico de la infección viral en la mujer gestante, aunado a los mismos cambios inmunológicos propios de la gestación (como: supresión de la función de las células T, que influyen en la patogénesis de enfermedades infecciosas virales) y que predisponen a un curso clínico más severo, al reducir la respuesta inflamatoria, así como favorecer un parto prematuro o aborto. Por otro lado el conocer que SARS- CoV-2 tiene una similitud en su secuencia genética de aproximadamente el 79% con el SARS-CoV-1 (que se asoció a un aumento de abortos espontáneos, parto prematuro, morbilidad materna grave y mortalidad considerable), y que por igual es similar genéticamente un 50% con el MERS-CoV, (que se asocia a un alto número de ingresos a unidad de cuidados intensivos (UCI), aborto espontáneo, parto prematuro así como altas tasas de morbi-mortalidad en gestantes), fue que se realizó esta investigación. Que concluyo después de haber revisado 1498 artículos relacionados, de que existe poca evidencia de posibilidad de transmisión materno fetal, y es improbable la transmisión del virus mediante leche materna o canal del parto (secreciones vaginales), sugiriendo la vigilancia adecuada de la madre durante el embarazo y durante el parto. [22]

d). Trasmisión por alimentos contaminados y agua potable:

Como tal, no son consideradas en la literatura médica sin embargo aún no se descarta, por lo cual el día 03 de marzo del 2020 la Organización Mundial de la Salud (0MS) publicó las recomendaciones para la sanitización, higiene y desecho del agua durante la contingencia por COVID-19. Está descrito que la infectividad del coronavirus en agua varía de acuerdo a la temperatura, por ello en agua de desecho a 4°C dura 14 días mientras que a 20°C grados dura 2 días.[23-24]

ESTACIONALIDAD Y DESARROLLO DE LA ENFERMEDAD

Todos los coronavirus respiratorios (HCoV: *229E, HKU1, NL63, OC43)* tienen un predominio estacional en invierno. No obstante, este nuevo HCoV (SARS-CoV-2), no ha mostrado tener una estacionalidad real, ya que se presenta en cualquier época del año. A nivel mundial el COVID-19 ha afectado predominantemente a personas de 35 a 55 años, con una mediana de afectación de 51-89 años, con un predominio de afectación y de mortalidad en el sexo masculino. El periodo promedio de incubación del COVID-19 es de es de 2 a 56 días (mediana de 10 a 14 días), en donde la persona contagiada esta asintomática posiblemente debido a que en esta fase se incrementa la carga viral (como consecuencia de la replicación del SARS-CVoV-2) en todos los órganos y tejidos de la persona contagiada. El inicio de signos y síntomas se ha visto que aparecen de 6 a 41 días (mediana de 7 a 14 días) post exposición con persona positiva con SARS-CoV-2 o COVID-19. La presentación y la severidad de los síntomas varían conforme a la edad, al estado inmunológico previo y las comorbilidades existentes (vejez, inmunosupresión, cirugía reciente, diabetes mellitus, hipertensión arterial sistémica, asmáticos, con EPOC, oncológicos, etc.). Se ha encontrado que el periodo de incubación es más corto y existe mayor severidad de la enfermedad en las personas mayores de 70 años y/o en las personas que tienen comorbilidades previas. En adultos los síntomas iniciales que más frecuentemente se presentan son: cansancio, odinofagia, rinorrea, cefalea, mialgias, fiebre, tos, anosmia, diarrea, vómito, dolor abdominal agudo. Posteriormente se presenta neumonía caracterizada por: disnea leve a moderada, fiebre, hipoxemia severa con saturación menor a 70% y en algunos casos hemoptisis. Finalmente se presenta falla multiorgánica y defunción. Es importante mencionar que también se han descrito convulsiones, eventos vasculares cerebrales, infartos cardiacos, pericarditis, derrame pericárdico, derrame pleural, insuficiencia renal aguda, insuficiencia hepática aguda, trastornos de la coagulación, vasculitis, choque inflamatorio, entre otros eventos sistémicos. [25-26]

Mientras que en los pacientes pediátricos si bien es cierto que se enferman menos frecuente que los adolescentes y que los adultos, también es cierto que pueden enfermar, pero en la mayoría de los casos, son leves y menos complicados. Su cuadro clínico se caracteriza por fiebre, tos, dolor de garganta, taquicardia rinorrea, congestión nasal, taquipnea; sin olvidar que algunos cursan con síntomas digestivos; tales como: diarrea, vómito y dolor abdominal. Entre otros también pueden cursar con cefalea, mialgias, fatiga, malestar general, calosfríos y menos frecuente: hiposmia, dolor ocular, hipoxemia y dolor precordial. También se han observado en el paciente pediátrico mayor y adolescentes lesiones dermatológicas que van desde: lesiones eritemato-edematosas tipo sabañones, lesiones vesiculares, urticariformes y maculopapulares entre otras.[27-28]

En el paciente pediátrico a pesar de que no está bien definido, el sentido común de que los niños están expuestos a menudo a diferentes tipos de coronavirus que causan cuadros tanto respiratorios (sobre todo gripales) como digestivos, es factible pensar que su sistema inmunitario se encuentra mejor preparado para este tipo de nuevo coronavirus (COVID-19). Como tal no hay aun bien definido el, porque en los pacientes pediátricos la enfermedad es menos grave, no obstante, hay una hipótesis especulativa que considera que existen células T de memoria pre-existentes (sobre todo CD4+ y en menor proporción CD8+) que pueden proporcionar una fuerte respuesta inmune cruzada contra el SARS-CoV-2, limitando así la severidad de la enfermedad. Esto se ha considerado por igual que puede ocurrir en personas jóvenes e incluso adultos asintomáticos. [29]

FILOGENIA

En cuanto al análisis genómico de los coronavirus y en especial del COVID-19, en lo que respecta a su filogenia, ésta tiene sus raíces en relación con las primeras muestras de Wuhan. La numeración del sitio y la estructura del genoma utilizan Wuhan-Hu-1/2019 como referencia. En enero de 2020 científicos chinos obtuvieron la secuencia de "letras" (secuenciación) del RNA de SARS-CoV-2, aislado de un hombre que trabajaba en el mercado de Wuhan (identificador del NCBI [National Center for Biotechnology Information] database NC_045512.2). Ese primer genoma se convirtió en la referencia contra la cual se contrastan todos los genomas secuenciados de SARS-CoV-2. Este genoma de referencia tiene una longitud de 29,9 kb (29,903 pares de bases); en cuyos extremos existen dos regiones UTR (*untranslated regions*), y en medio hay 10 ORF (*open reading frame*, segmentos codificantes) que se traducen en 25 proteínas. Luego de una primera región no codificante de 265 nucleótidos, dos marcos de lectura abiertos: ORF1a y ORF1ab, que corresponden a dos terceras partes del RNA viral y codifican para dos poliproteínas, pp1a (nsp1-11) y pp1ab (nsp1-10, nsp12-16), las cuales a través de un proceso de clivaje dan origen a por lo menos 16 proteínas no estructurales (nsp1 a nsp16). Las funciones relacionadas con la síntesis y el procesamiento del RNA residen en las proteínas nsp 7 a nsp 16. La parte restante del otro tercio del genoma del virus, codifica para cuatro proteínas estructurales esenciales, incluida la glicoproteína de la espiga (ORF2 [S] que forman las espículas de la "corona"), la ORF4, que codifica la proteína de envoltura pequeña (E), la OFR5 que es la proteína de la matriz (M) y la OFR que corresponde a la proteína de la nucleocápside (N), y también varias proteínas accesorias, que interfieren con la respuesta inmune innata del hospedador. Dicho genoma original se muestra en la figura 1.

El análisis genómico permite identificar los elementos importantes en su secuencia genética, lo que puede dar datos que coadyuven al desarrollo de vacunas e incluso a la generación de fármacos dirigidos al blanco del virus.

FIGURA 1: Estructura del genoma del coronavirus de Wuhan.

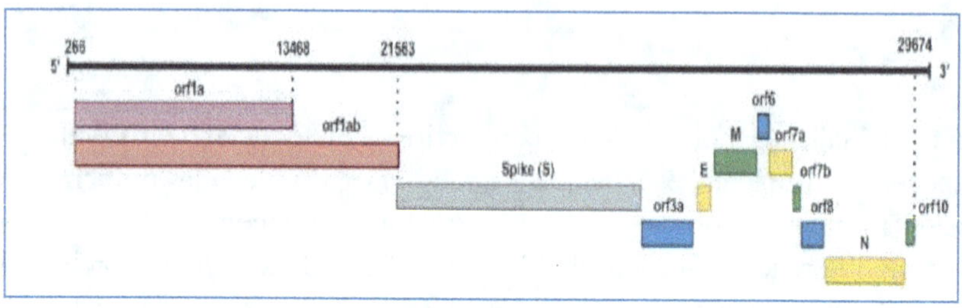

Hay miles de genomas completos disponibles ahora y este número aumenta en cientos de cada día. A mediados de septiembre del 2020 se conocían ~4000 genomas, y prácticamente se hace un análisis global de submuestras a 120 genomas por división administrativa por mes. No obstante, de ello no se conocen todas las muestras disponibles de regiones que están haciendo muchas secuencias. Como se sabe Las variedades más amplias de genotipos infectan murciélagos, pero **2 subtipos infectan a los humanos**: coronavirus alfa y beta. De las cepas que se han podido conocer su genoma son de las que se han analizado en regiones particulares, tales como: África, Asia, Europa, América del Norte, Oceanía y América del Sur. (Ver figura 2)

FIGURA 2: Filogenia de COVID-19 en los diferentes continentes del mundo.

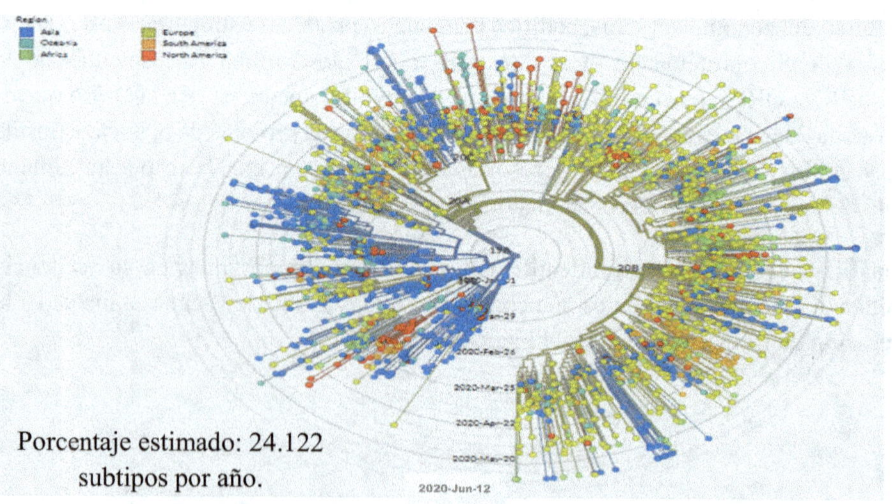

Porcentaje estimado: 24.122 subtipos por año.

Este gráfico muestra la distribución de las diferentes cepas circulantes de COVID-19 desde el 01-Enero-2020 hasta el 12-06-2020.

La resolución hasta el 12 de junio del 2020, supone una tasa de sustitución de nucleótidos de 8×10^{-4} subtipos por sitio por año, Esta filogenia se ha elaborado a partir del 03-12-2019 hasta el 12-06-2020 y al 13-08-2020 y se muestran en la figura 3 y 4, como tal en la última hay un aumento de casi mil cepas nuevas, de tal forma que para el 08 de agosto del 2022 tenemos ya un total de 11,386,982 secuencias genómicas acorde al reporte del GISAID (https://www.gisaid.org/). [30-34]

FIGURA 3: Filogenia de COVID-19 en los diferentes continentes del mundo.

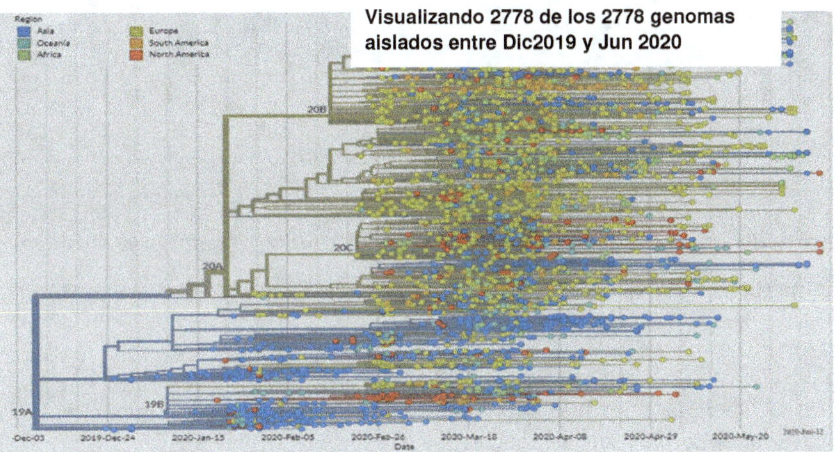

Este gráfico muestra la distribución de las diferentes genomas (y subtipos de genomas) circulantes de COVID-19 desde el 03-Diciembreo-2019 hasta el 12-Junio-2020.

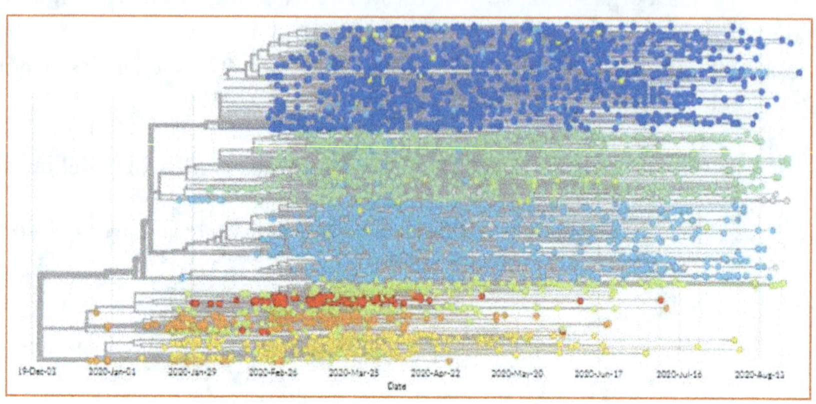

Este gráfico muestra la distribución de los diferentes genomas (y subtipos de genomas) circulantes de COVID-19 desde el 03-Diciembreo-2019 hasta el 12-Agosto-2020.

En el mapa 1 podemos ver la distribución de la epidemiología genómica del COVID-19 al 12 de Agosto del 2020.

36

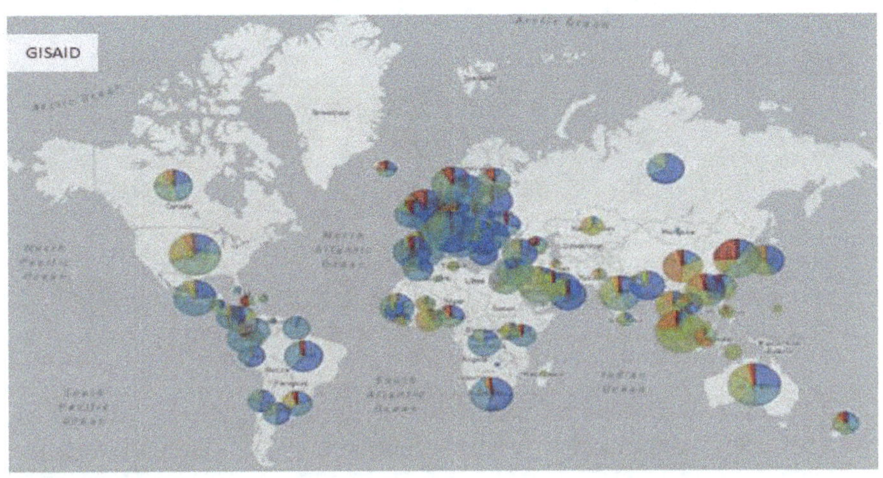

Este mapa muestra la distribución genómica a nivel mundial de las diferentes cepas y subtipos de COVID-19 en los seis continentes [África, Asia, Europa, North América, Oceanía and South América] participantes (hasta el 12-Agosto-2020).

La filogenia muestra las relaciones evolutivas de los virus SARS-CoV-2 de la actual pandemia. Iniciando con su aparición en Wuhan, China, en noviembre y diciembre de 2019, seguida de una transmisión sostenida de persona a persona. Y aunque las relaciones genéticas entre los virus muestreados son bastante claras, existe una considerable incertidumbre en cuanto a las estimaciones de las fechas de transmisión y en la reconstrucción de la propagación geográfica, ya que no se puede hablar de lo que pasa en un hemisferio es igual o similar a lo que pasa en otro. Los datos actuales "permiten hacer importantes inferencias acerca del brote del virus y monitorear su propagación en tiempo real", La realidad es que, aunque más de 500 secuencias parecen muchas, es aún muy poco para sacar conclusiones firmes relativas a la dispersión de este nuevo coronavirus. Se necesitan muchas más secuencias, que científicos en todo el mundo siguen trabajando en conseguir, por lo cual hay que entender que **"NO HAY una variante más agresiva"**.

La filogenia más reciente actualizada a la 12-08-2024 muestra que tan solo de marzo 2023 a julio del 2024 se han recolectado 2955 nuevos genomas tan solo para la variante BA.2.86 alrededor del mundo. Lo cual se muestra en la figura 5.

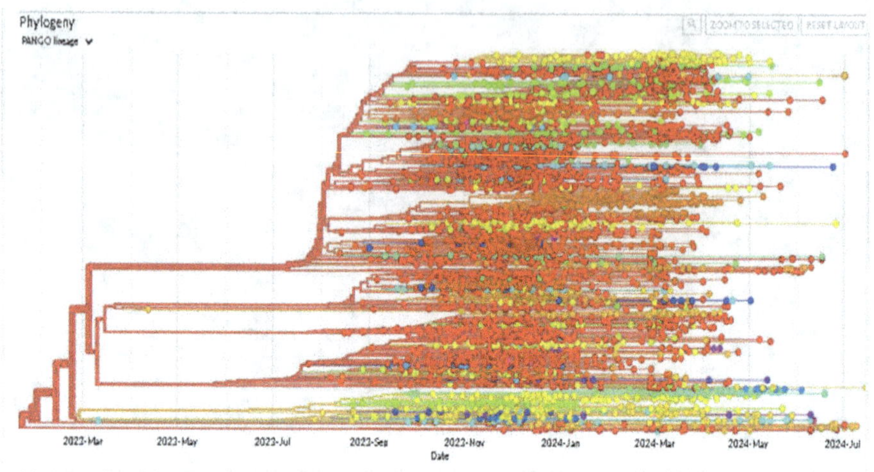

Los subtipos de la variante, difieren dependiendo del país de donde se obtuvo la muestra.

En el mapa 2 y 2a podemos ver la distribución de la epidemiología genómica de la variante BA.2.86

Mapa 2. Distribución mundial de cepas de de la variante BA.2.86 de CoV-19

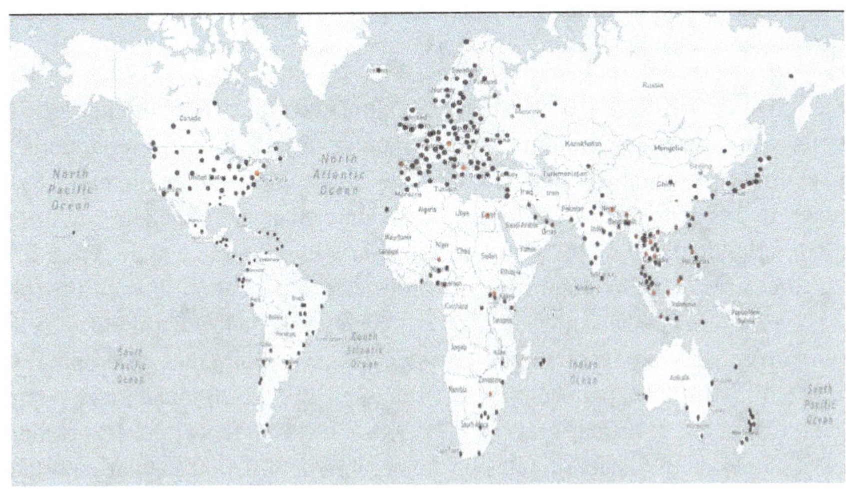

Mapa 2a. Distribución mundial de cepas de de la variante BA.2.86 de CoV-19

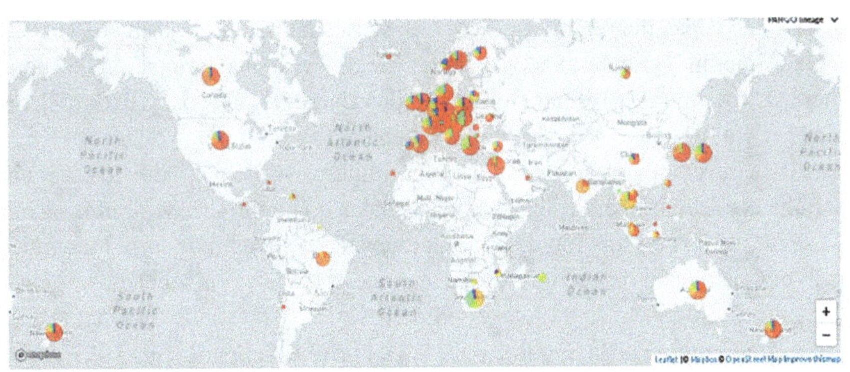

Al 19 de agosto de 2024, 103 países compartieron 24,238 secuencias del genoma GRA (BA.2.86+BA.2.86. *) con una velocidad sin precedentes desde la recolección de muestras hasta el acceso público a estos datos a través de GISAID EpiCoV, en algunos casos en menos de 24 horas. El color rojo representa las variantes genómicas más recientes.

El contexto filogenético de nCoV dentro de los Beta coronavirus relacionados con el SARS se puede ver en la figura 6. Esta filogenia muestra la evolución de los similares al SARS, incluidas las muestras del nuevo coronavirus SARS-CoV-2. [30-31]

Hacia el 24 de abril del 2020 en México, conocíamos que circulan dos de los tres genotipos (con base en los haplotipos de sus mutaciones) de los virus reportados hasta ahora, el linaje A (también llamado G) y el linaje B (también llamado S). Las secuencias de los genomas obtenidos en 10 pacientes muestran una alta conservación (un mínimo de identidad de 99,97 %) en relación a la primera cepa del virus SARS-CoV-2, caracterizado en Wuhan, China. Al inicio de la pandemia se identificaron dos cepas: L y S; la primera causante del brote en China y la segunda distribuida en el resto del mundo. Actualmente circulan poco más de 10 cepas diferentes en el mundo y se sabe que hay mutaciones pequeñas cada 15 días y entre 23-26 mutaciones puntuales cada año. Como tal, el primer genoma de SARS-CoV-2 se reportó el 13 de enero de 2020 y derivado de ello, hacia finales de septiembre del 2020 se habían reportado en la base de datos GISAID más de 126.000 genomas a nivel mundial, de los cuales más de 2.200 provienen de Latinoamérica y el Caribe, y como ya se comentó para julio del 2024 tan solo de la variante BA.2.86 se han recolectado 2955 nuevos genomas. [35-36]

A partir de las cepas denominadas S y L, posteriormente en los primeros meses del 2020, se definieron 3 grandes clados o clades (Se refiere a una agrupación que contiene un antepasado común, así como todos los descendientes [vivos y extintos] de ese antepasado). La filogenia, nos permite fácilmente decir si un grupo de linajes forma un clado o clade (es como cortar una rama de la filogenia — donde todos los organismos de esa rama cortada forman una clade). Esas clades o variantes mayoritarias en SARS-CoV-2 se definieron en función de 3 mutaciones. Esto sucedió de forma dinámica, de tal modo que para el 26 de mayo, aparece una nueva clade y dos subclades, se hicieron 6 agrupaciones filogenéticas, la L se dividió en V y G, y más tarde la G en GH y GR: (la L, con 2.390 genomas; la S, con 2.367; la G, con 6.723; la GR, con 7.497 genomas; la GH, con 6.581; la V, con 2.374; y se encontraron 1.372 genomas pertenecientes a otras clades. Hoy se han establecido 8 clados (S, L, V, G, GH, GR, GV y O) que incluyen una serie de mutaciones, hasta 31 recoge GISAID. La G incluye la variante D614G que fue la más prevalente en el mundo y el clado GV que incluye a la "variante europea" A222V. [34]

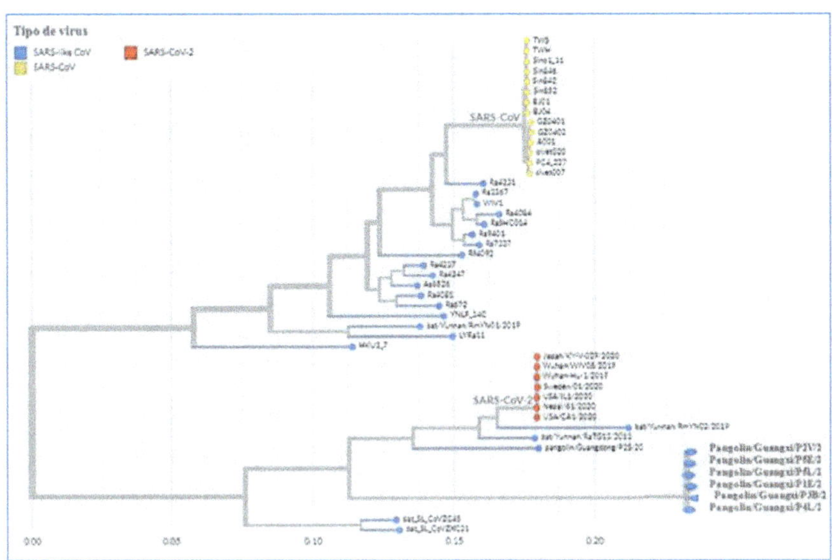

Los coronavirus SARS-CoV-2 de la epidemia de COVID-19 están coloreados en rojo, los coronavirus SARS-CoV-1 del brote de SARS 2002-2003 están coloreados en amarillo, mientras que las subfamilias de coronavirus relacionados con el SARS-CoV-1 están coloreadas en azul.

CLASIFICACIÓN DE LAS VARIANTES DEL SARS-CoV2 (COVID-19)

Como se ha referido, SARS-CoV-2 ha venido evolucionado acorde a los cambios presentados en su código genético durante la replicación de su genoma (ya sea por mutaciones o recombinación viral). Prácticamente desde su descubrimiento en la pandemia se han detectado diferentes variantes circulando en todo el mundo, algunas con cambios genéticos similares como un linaje o grupo de linajes (CLADES), y por ello como tal La OMS (Organización Mundial de la Salud) ha venido publicando acorde a como han ido apareciendo, las diferentes clasificaciones del SARS-CoV-2. La clasificación de los linajes del SARS-CoV-2 incluye la nomenclatura de la red Pango, que se basa únicamente en el análisis de la composición genética del virus (filogenética). Esta nomenclatura asigna una letra o combinación de letras seguida de números a cada linaje (por ejemplo, B.1.1.529). La nomenclatura de la OMS establecida para las variantes se basa en las letras griegas designadas a partir de las evaluaciones de riesgos realizadas por el Grupo Asesor Técnico de la OMS sobre la evolución del virus del SARS-CoV-2 (TAG-VE, por sus siglas en inglés). La última publicación realizada al respecto es del 16 de Enero del 2024 y es la siguiente: [37-40]

1.- Variante de Bajo Monitoreo (VUM [por sus siglas en inglés])

Aquellas variantes cuyos datos indican que existen un impacto claro o potencial sobre las contramedidas médicas aprobadas o autorizadas o que se han asociado a casos de enfermedad más graves o a una mayor transmisión pero que ya no se detectan, o están circulando a niveles muy bajos.

Alfa (Linajes B.1.1.7 y Q)
Beta (Linajes B.1.35 y descendientes)
Gamma (Linajes P.1 y descendientes)
Delta (Linajes B.1.617.2 y AY)
Épsilon (Linaje B.1.43)
Eta (Linaje B.1.52)
Iota (Linaje B.1.53)
Kappa (Linaje B.1.617.1)

Zeta (Linaje P.2)
Mu (Linaje B.1.62, B.1.621.1)

En México acorde a la información epidemiológica al 28 de Junio del 2024 de la SSA-DGE, las variantes bajo monitoreo que se tienen son: Ómicron JN.1.7, KP.2, KP.3, JN.1.18, y LB.1

2.- Variante de Interés (VOI [Por sus siglas en inglés])

Variantes con marcadores genéticos específicos a los que se ha asociado a cambios en la unión al receptor, una menor neutralización por los anticuerpos generados contra una infección anterior o la vacunación, una menor eficacia de los tratamientos, o el aumento pronosticado en la transmisibilidad o gravedad de la enfermedad.

Ómicron (Linaje BA.2.86, XBB.1.5, XBB.1.16, EG.5,)

Ómicron (Linaje BA.2.86 Sublinaje JN.1. [BA.2.86.1.1])

Sin embargo, según datos disponibles, el riesgo para la salud pública que representan estas variantes se considera como bajo a nivel global y no se ha documentado un aumento de la gravedad o la virulencia.

En México acorde a la información epidemiológica al 28 de Junio del 2024 de la SSA-DGE, las variantes de interés que se tienen son: BA.2.86 (pero excluye sublinajes de B.A.2.86 enlistados como VOI) y JN1 (igual excluye sublinajes de JN.1 enlistados como VUM).

3.- Variante de Preocupación

Variantes de las cuales existe evidencia de una mayor transmisibilidad, o sea es más contagiosa o causa una enfermedad más graves (mayor cantidad de hospitalizaciones o muertes), así mismo como causar reducción significativa en la neutralización por los anticuerpos generados durante una infección anterior o la vacunación (las personas que ya tuvieron la enfermedad, pueden volver a infectarse con la nueva cepa), y también menor efectividad de los tratamientos, o fallas de detección de diagnóstico. Como inicialmente sucedió con las variantes de: Alfa (Linaje B.1.1.7), Beta (Linaje B.1.35),

Gamma (Linaje P.1), <u>Delta</u> (Linajes B.1.617.2). En mayo del 2022 las siguientes variantes de ómicron estaban dentro de esta clasificación.

<u>Ómicron</u> (Linajes B.1.1.529, BA.1, BA.1.1, BA.2, BA.3, BA.4 y BA.5)

En México acorde a la información epidemiológica al 28 de Junio del 2024, no se cuenta con alguna variante de preocupación.

4.- Variante bajo Vigilancia

Se hace en función del potencial evaluado de expansión y reemplazo de variantes anteriores, de causar nuevas olas con mayor circulación y de la necesidad de ajustes en las medidas de salud pública. Al 16 de enero del 2024 se tienen consideradas las siguientes variantes.

<u>Ómicron</u> sublinajes XBB.1.9.1, XBB.1.9.2, XBB.2.3, DV.7 y XBB no incluidos en otras variantes de interés o bajo vigilancia.

En México acorde a la información epidemiológica al 28 de Junio del 2024, no se cuenta con alguna variante de preocupación.

5.- Variante de Gran Consecuencia

Las variantes que muestran clara evidencia de que las medidas de prevención o las medidas médicas han reducido significativamente la efectividad con respecto a las variantes que circularon previamente. Causan enfermedad más grave y mayor número de hospitalizaciones, no sirven las contramedidas médicas, ni vacunas ni fármacos (incluidos anticuerpos monoclonales).

<u>Ninguna</u> de las variantes tiene esta clasificación

PERIODO DE INCUBACION Y NÚMERO REPRODUCTIVO

El periodo de incubación del COVID-19 es de 2 a 56 días (mediana de 10 a 14 días). El número reproductivo básico (R_o) del COVID-19 es de 1.5 a 5.7 días (promedio 2.4 a 3.5). La asociación epidemiológica (contacto con paciente COVID-19 positiva) reportada en adultos por los CDC de Estados Unidos de América fue de 43 a 54% por familiar cercano, 36 a 21% por compañero de trabajo, 4 a 11% por amigo, 17 a 29% por otra persona. La trasmisión del COVID-19 es debida en 48 a 62% por personas portadores asintomáticos. El tiempo de infectividad de las personas con COVID-19 varía de acuerdo a la carga viral y a la severidad de la enfermedad que tengan (entre mayor sea la carga viral, mayor será la severidad de la enfermedad y mayor será el tiempo de infectividad). A continuación, se presenta en la gráfica 1 la relación de infectividad de COVID-19 del ministerio de sanidad de España en donde presenta la duración de la transmisibilidad asociada a la severidad del cuadro de la enfermedad, y en la tabla 1 un ejemplo del comportamiento de Número Reproductivo del COVID-19 en E.U.A. al 01 de Mayo de 202. [41-42]

Gráfica 1. Duración de la transmisibilidad del COVID-19 de acuerdo a la carga viral y a la severidad de la enfermedad.

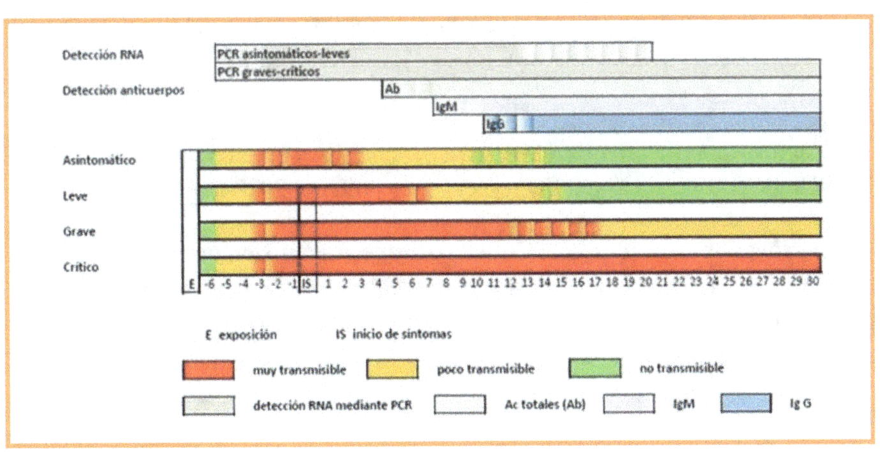

Las personas asintomáticas y con enfermedad leve (que no requieren hospitalización) trasmiten el COVID-19 por 10 a 14 días, mientras que las personas con enfermedad moderada y severa (que requieren manejo hospitalario) trasmiten el COVID-19 por vía respiratoria y en heces 4 a 56 días

posteriores a su egreso hospitalario. (El 83% de las personas egresadas de hospitalización por COVID-19 negativizan la prueba COVID-19 a los 24 días, por lo cual se recomienda que dichas personas se aíslen solas en casa por dicho periodo).

CUADRO 1. Número Reproductivo de COVID-19 en los E.U.A. al 01 de Mayo del 2021.

R_0	Number of Cases in 10th Generation
2.0	1024
2.5	9537
3.0	59,049
4.0	1,048,756

Fuente: Sourece for R0 values: https://www.cdc.gov/coronavirus/2019-ncov/hcp/planning-scenarios.html#five-scenarios.

Con lo que respecta a la infectividad y manejo de las personas recuperadas los CDC de Estados Unidos de América publicaron el 22 de julio del 2020 que: [43]

1. Las personas recuperadas con COVID-19 que fueron siempre asintomáticas solo requieren aislamiento por 10 días a partir de la fecha de positividad de la primera prueba PCR-COVID-19.
2. No es necesario la realización de pruebas COVID-19 a personas recuperadas de COVID-19 asintomáticas dentro de los 90 días posteriores a la primoinfección.
3. En la mayoría de las personas adultas inmunocompetentes con COVID-19 con sintomatología leve a moderada no tienen replicación viral a los 10 días posteriores al inicio de los síntomas, por ello se recomienda solo 10 días de aislamiento.
4. Las personas adultas que presentaron COVID-19 severo o inmunocompromiso severo se les puede detectar la existencia del virus COVID-19 entre los días 10 a 20 posteriores al inicio de los síntomas, sin embargo, del 88 al 95% de dichos casos no

tenían replicación viral. Este grupo de personas requieren aislamiento por 20 días y valoración por infectología.

5. Para determinar la duración del aislamiento de personas con inmunocompromiso severo se recomienda realizar pruebas de COVID-19 y valoración por infectología.

6. Se desconoce la etiología de la persistencia de positividad de la prueba PCR-COVID-19.

7. La reinfección por COVID-19 no está totalmente confirmada en personas recuperadas de COVID-19.

8. Las personas recuperadas de COVID-19 pueden seguir eliminado el virus hasta por 3 meses posteriores al inicio de la primoinfección, pero en rangos de replicación menores en comparación a la etapa de infección activa por lo que la trasmisión es improbable.

9. La persistencia de positividad de prueba COVID-19 en los siguientes 3 meses posteriores a la primoinfección parece más ser debido a una persistencia en la eliminación del virus que una reinfección.

10. Las personas recuperadas de COVID-19 que presentaron síntomas sugestivos de COVID-19 dentro de los 90 días posteriores a la primoinfección tienen que ser aislados, valorados por infectología y descartárseles etiologías diferentes a COVID-19, ello debido a que la posibilidad de reinfección por COVID-19 es bajo.

11. Las personas adultas recuperadas que tuvieron prueba COVID-19 negativa y luego presentaron nuevamente sintomatología COVID-19 y prueba PCR-COVID-19 positiva no se les detecto replicación viral.

12. En adultos no existen reportes de casos confirmados de reinfección por COVID-19 a los 6 meses de la primoinfección.

13. No existen reportes de casos de reinfección en niños COVID-19.

EPIDEMIOLOGÍA

A.- Cronología de la pandemia COVID-19:

El primer caso del nuevo coronavirus se reportó el 31 de diciembre de 2019 en el mercado de mariscos de la ciudad de Wuhan, China. El 07 de enero de 2020 se identificó el nuevo coronavirus en China. El 11 de enero de 2020 ocurrió la primera defunción por COVID-19 en China. El 30 de enero de 2020 la Organización Mundial de la Salud informó sobre la emergencia sanitaria mundial por el nuevo coronavirus. El 27 de febrero de 2020 la Organización Mundial de la Salud nombró COVID-19 al nuevo coronavirus. El 27 de febrero de 2020 se detectó el primer caso importado de COVID-19 en la Ciudad de México. El 11 de marzo de 2020 la Organización Mundial declaró pandemia por el COVID-19 debido a la existencia de casos en 114 países (Actualmente la pandemia COVID-19 afecta a 215 países). El 18 de marzo ocurrió la primera defunción por COVID-19 en México. El 23 de marzo de 2020 la Secretaria de Salud de México publicó en el Diario Oficial de la Federación el dictamen de epidemia de COVID-19, así como las medidas de preparación y respuesta ante dicha epidemia. [44] El 26 de marzo de 2020 la Organización Mundial de la Salud publicó las nuevas definiciones operacionales de vigilancia epidemiológica, en donde menciona como caso COVID-19 confirmado a las personas con antecedente de contacto con persona COVID-19 positiva, presencia de signos y síntomas de COVID-19 y prueba PCR-COVID-19 positiva. El día 10 de mayo de 2020 la Organización Mundial de la Salud publicó su lineamiento de vigilancia epidemiológica de la pandemia COVID-19, en donde menciona que debido a que los datos del COVID-19 cambian diariamente se requería de plataformas electrónicas que tuvieran dichos datos y al mismo tiempo los graficara en tiempo real. [45-46] En la tabla 2 se detallan las principales páginas de internet en donde se pueden consultar los datos oficiales del COVID-19 en tiempo real.

El 27 de mayo de 2020 la Organización Mundial de la Salud publicó el Manual de Tratamiento de COVID-19. El 01 de junio de 2020 México inicio el desconfinamiento mediante el semáforo epidemiológico. El 27 de junio de 2020 la Organización Mundial de la Salud emitió dictamen de COVID-19 de tipo endémico con duración probable de 2 a 3 años. Para ampliación de información y seguimiento de la cronología COVID-19 se sugiere consultar el enlace: https://www.who.int/es/news-room/detail/29-06-2020-covidtimeline.

Tabla 2. Enlaces de páginas de Internet donde se pueden consultar datos oficiales de pandemia y epidemia COVID-19	
Datos	**Enlaces de páginas**
Datos del COVID-19 a nivel Mundial y Regional	https://covid19.who.int/?gclid=CjwKCAjw5Ij2BRBdEiwA0Frc9bi9fOKD1VB8dbM5EQCcPc9BAz3fB2C8jTBYu0AOpspKRS0deuDBAxoC9VwQAvD_BwE
	https://coronavirus.jhu.edu/map.html
	https://www.worldometers.info/coronavirus/worldwide-graphs/
	https://www.statista.com/page/covid-19-coronavirus
	OECD
Datos del COVID-19 en México	https://coronavirus.gob.mx/datos/
	https://isalud.insp.mx/t/UISP/views/TablerodemonitoreoSARS-CoV-2_v10_2extract/General?:embed=y&:showShareOptions=true&:display_count=no&:showVizHome=no
	http://sisver.sinave.gob.mx/influenza/
	https://gaia.inegi.org.mx/covid19/
	Sistema SEED de defunciones

Todos los datos sanitarios obtenidos de las páginas de internet antes mencionadas deben ser vinculados contra datos económicos y políticos actuales, para posteriormente analizarlos, compararlos e interpretarlos de forma local, estatal, nacional y mundial para poder tomar decisiones (sanitarias, económicas y políticas), correctas, oportunas y efectivas. En la tabla 3 que se presenta a continuación se resumen las principales conclusiones del análisis de curvas epidemiológicas que se realizaron a finales del 2020, pero que pueden ser incluso retomadas en el momento actual.

Tabla 3. Análisis de los principales datos COVID-19	
Nombre de la Curva Epidemiológica	**Comentario**
Curva de casos confirmados totales de COVID-19	Dicha gráfica debido a que es la sumatoria continua de casos nuevos siempre incrementará y nunca disminuirá. Cuando deje de haber casos nuevos dicha gráfica únicamente dejara de incrementarse. Dicha gráfica puede ayudar a planear el incremento de hospitales COVID (actuales y temporales) que requiere cada localidad. Cuando esta gráfica se vincula contra las defunciones se puede determinar la letalidad. Cuando esta gráfica se vincula contra la capacidad hospitalaria (número de camas, número de ventiladores, etc.) es posible determinar cuántas personas se mueren debido a que se ha sobrepasado la capacidad de atención hospitalaria. Todas estas gráficas son afectadas por el número de pruebas COVID-19 que se realicen a la población abierta, a casos sospechosos y a todas las personas hospitalizadas por COVID-19.
Curva de casos diarios confirmados de COVID-19	Dicha gráfica permite evaluar diariamente los resultados de las medidas de prevención poblacional (Aislamiento poblacional, vacunación, etc.). Dicha gráfica presentará un decremento cuando exista disminución de los nuevos casos debidos a vacunación efectiva de la población. Se genera un subregistro importante de nuevos casos de COVID-19 cuando: la prueba COVID-19 no es tomada, la prueba COVID-19 es mal tomada, cuando existen falsos negativos debidos al sitio de la toma de la muestra de prueba COVID-19, cuando la prueba
Curva de defunciones diarias por COVID-19	Dicha gráfica permite evaluar de forma indirecta los resultados de los tratamientos (Depuración, antivirales, plasma covalente, anticuerpos monoclonales específicos contra COVID-19, etc.) que se otorgan a las personas con COVID-19. Se genera un subregistro importante de defunciones por COVID-19 cuando: la prueba COVID-19 no es tomada, la prueba COVID-19 es mal tomada, cuando existen falsos negativos debidos al sitio de la toma de la muestra de prueba de COVID-19,
Número de pruebas COVID-19 realizadas	La realización de tamizaje poblacional de pruebas COVID-19 incrementa el número de casos COVID-19 y disminuye la letalidad COVID-19.
Reinfecciones de personas COVID-19	Al momento se sabe que es poco factible el hecho que una persona se re infecte por la misma cepa de Covid-19, aunque no se descarta que pueda hacerlo por una cepa distinta.

B.- Estadística Internacional

Debido a que la pandemia COVID-19 genera cambios a cada minuto, por ello es necesario saber dónde consultar información estadística en tiempo real. En la tabla 4 se presenta el listado de los enlaces de páginas de internet en donde se pueden consultar las estadísticas de COVID-19 en tiempo real.

Tabla 4. Enlaces de páginas para consultar información oficial del COVID-19	
Datos	**Enlaces de páginas**
A Nivel Mundial	https://covid19.who.int/?gclid=CjwKCAjw5Ij2BRBdEiwA0Frc9bi9fOKD1VB8dbM5EQCcPc9BAz3fB2C8jTBYu0AOpspKRS0deuDBAxoC9VwQAvD_BwE
	https://coronavirus.jhu.edu/map.html
	https://covid19.who.int/
	https://www.worldometers.info/coronavirus/worldwide-graphs/
	https://www.statista.com/page/covid-19-coronavirus
	https://ourworldindata.org/coronavirus
	https://www.tresearch.mx/post/covid-19-conteo-de-contagios-y-muertes
	https://github.com/owid/covid-19-data/tree/master/public/data
	https://gisaid.org/hcov19-variants/
Datos en México	https://coronavirus.gob.mx/datos/
	https://covid19.sinave.gob.mx/
	https://covid19.ciga.unam.mx/
	https://www.monterrey.cinvestav.mx/msantillan/Coronavirus
	https://datos.gob.mx/busca/dataset/informacion-referente-a-casos-covid-19-en-mexico/resource/e8c7079c-dc2a-4b6e-8035-08042ed37165
	https://isalud.insp.mx/t/UISP/views/TablerodemonitoreoSARS-CoV-2_v10_2extract/General?:embed=y&:showShareOptions=true&:display_count=no&:showVizHome=no
	http://sisver.sinave.gob.mx/influenza/
	https://gaia.inegi.org.mx/covid19/
	https://www.gob.mx/salud/documentos/datos-abiertos-152127
	https://www.gob.mx/salud/documentos/informacion-internacional-y-nacional-sobre-nuevo-coronavirus-2019-ncov
	https://www.gob.mx/cms/uploads/attachment/file/927530/Informesemanal_ERV
	https://mexico.as.com/mexico/2020/07/12/tikitakas/1594556760_561186.html

Al día 24 de julio de 2020 la pandemia de COVID-19 afecto a 216 países, produciendo a nivel mundial 15,296.926 personas contagiadas y 628,903 defunciones. A nivel mundial del 1 al 4% de casos COVID-19 fueron niños menores de 19 años de edad y del 10 al 35% de las personas contagiadas eran trabajadores de la salud. Al 15 de agosto del 2021 se registraron a nivel mundial (con predominio en las Américas); 207, 269,267 de casos de COVID-19 con un registro de 4, 361,847 defunciones (predominando también la región de las Américas y Europa), y para el 13 de junio de 2022, se han registrado 532, 887, 351 casos confirmados de COVID-19, incluidas 6,307, 021 muertes, según lo informado por la OMS. Los cuales para el 02 de agosto del 2023 se elevaron a 769, 982, 331 los casos confirmados, acorde al último reporte de STATISTA (https://es.statista.com/temas/5901/el-coronavirus-de-wuhan/#topicOverview). Cabe señalar que al 07 de junio de 2022 se administraron un total de 11.854.673.610 dosis de vacunas. La distribución regional de estos casos y defunciones por COVID-19 se presentan en las gráficas 2-2a y 3-3a, que se presentan a continuación, haciendo un comparativo de los casos confirmados del 13 de junio del 2022 al 04 de agosto del 2024, donde México contabiliza, 7.619.458 personas confirmadas de coronavirus, con 334.551 personas fallecidas.

Gráfica 2. Distribución regional y Comportamiento de los casos acumulados confirmados del COVID-19 al 13 de Junio del 2022.

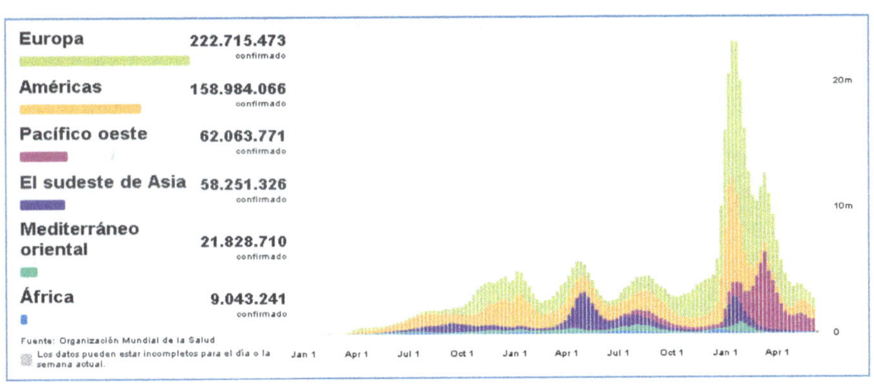

Fuente: https://covid19.who.int/

Gráfica 2a. Distribución regional y Comportamiento de los casos confirmados del COVID-19 al 04 de Agosto del 2024

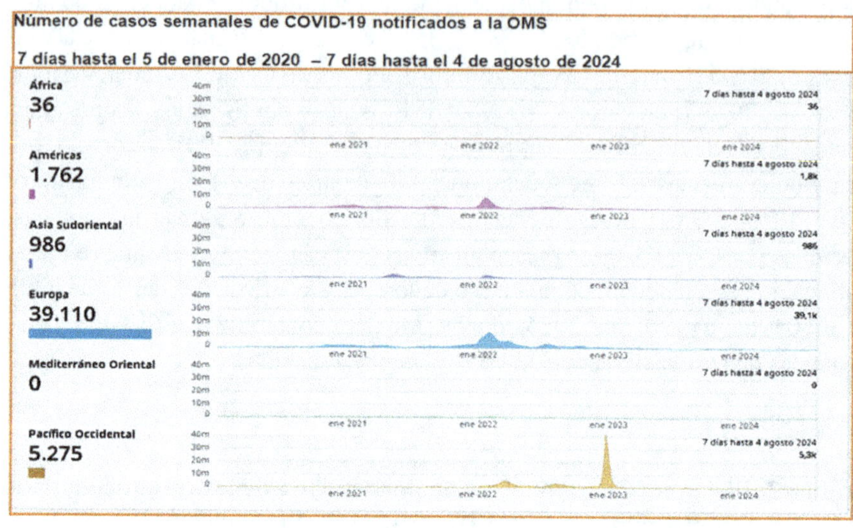

Fuente: https://covid19.who.int/

Gráfica 3. Distribución regional y Comportamiento de las defunciones acumuladas del COVID-19 al 13de Junio del 2022.

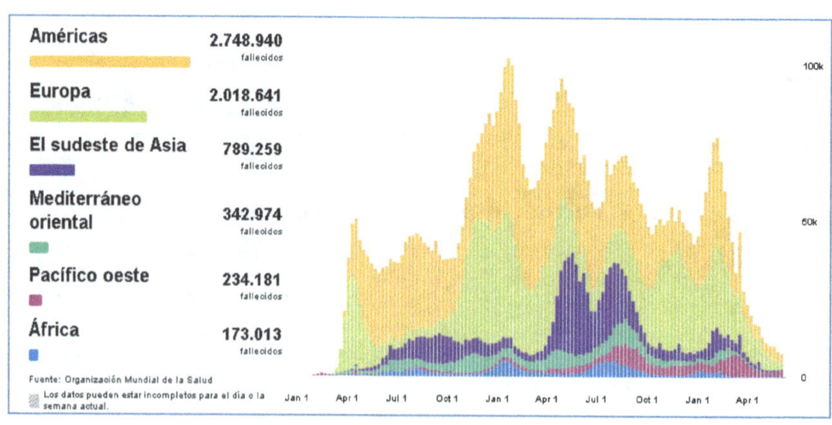

Fuente: https://covid19.who.int/

Gráfica 3a. Distribución regional y Comportamiento de las defunciones acumuladas del COVID-19 al 04 de Agosto del 2024.

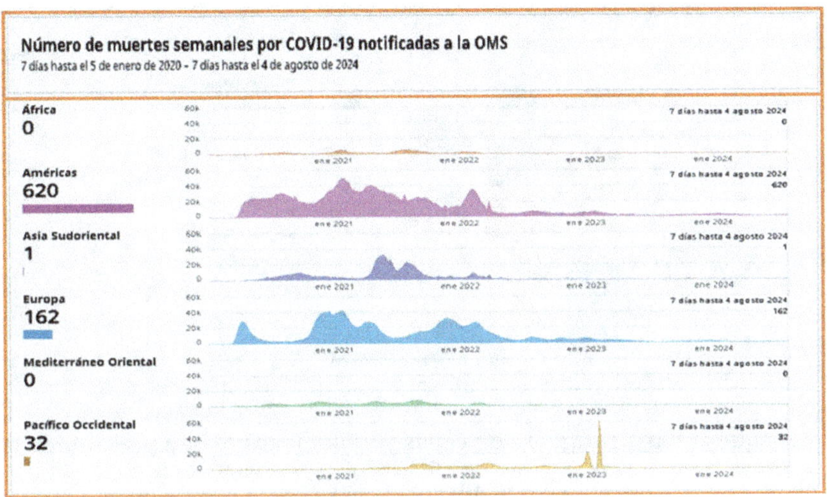

Fuente: https://covid19.who.int/

Es importante considerar que se ha visto que la población más afectada es la hispana debido a la existencia de co-morbilidades sin embargo también existe la teoría que maneja que también depende de la cepa viral de COVID-19 que existe en cada área geográfica. Las geolocalizaciones de las mutaciones por COVD-19 que ha reportado GISAID se presentan en la gráfica 4.[47-48]

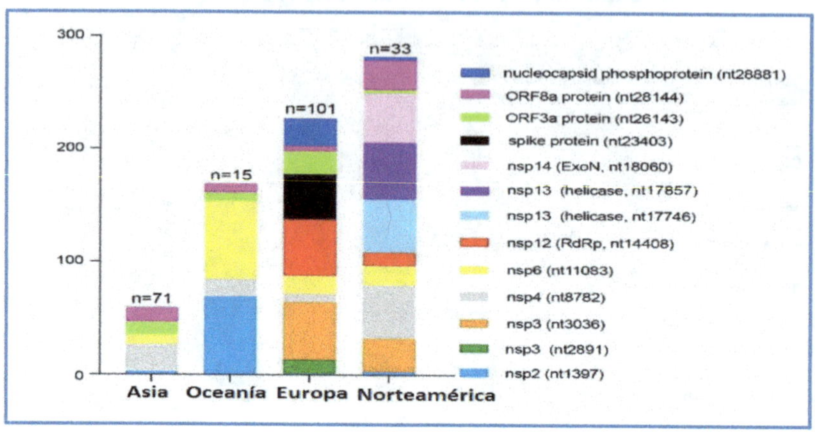

Nótese que el mayor número de cepas y mutaciones se han presentado en Norteamérica y Europa.

Al 14 de Noviembre del 2023 GISAID ha registrado 591,977 secuencias del virus.

Los CDC de China reportaron que del 31 de diciembre de 2019 al 11 de febrero de 2020 habían tenido 72,314 casos de los cuales el 62% (44,672/72,314) fueron casos confirmados de COVID-19 con predominio de edad de los 30 a los 79 años, el 1% de los casos fue asintomático, el 1% de los casos fueron menores de 10 años de edad. El 3.8% de los casos de COVID-19 fue personal de salud (de los cuales 14.8% fueron clasificados como enfermedad severa). La severidad de los todos los casos COVID-19 positivos fue: 81% leve, 14% severa, 5% crítica. Solamente el 2.3% de los casos fallecieron. La frecuencia de los síntomas fue: fiebre 82.2%, tos 61.7%, fatiga 44%, disnea 41%, anorexia 40%, esputo 27.7%, mialgias 22.7%, odinofagia 15.1%, náusea 9.4%, mareo 9.4%, diarrea 8.4%, cefalea 6.7%, vómito 3.2%, dolor abdominal 2.2%. Las co-morbilidades existentes entre las personas que fallecieron fueron: 10.5% enfermedades cardiovasculares, 7.3% diabetes mellitus, 6.3% enfermedad pulmonar crónica, 6% hipertensión arterial, 5.6% cáncer. [30] Las co-infecciones encontradas en China fueron debidas en 17.3% por *Mycoplasma Pneumoniae*, 11.9% *Chlamydia pneumoniae*, 8.8% *Legionella pneumoniae*, 6.4% Virus de Influenza A, 5.7% Virus de Influenza B y 1.4% Virus Sincitial Respiratorio. [49]

Los CDC de Estados Unidos de América reportan que el 92% de los adultos con COVID-19 positivo fueron sintomáticos, el 82 al 85% de las personas tenían aseguradora de gastos médicos, 43% de las personas hospitalizadas por COVID-19 fueron hispanos, algunos tuvieron co-morbilidades (tabaquismo 31%, hipertensión arterial sistémica 29%, asmáticos 16%, diabetes mellitus 15%, obesidad 20%) y los síntomas más frecuentes que dichas personas presentaron fueron: dolor pleurítico (74-82%), fatiga (65-70%), fiebre (55-68%), respiración corta (32-72%), tos (62-69%), escalofrío (52-60%), cefalea (48-62%), tos productiva (49-54%), pérdida del gusto (41-52%), pérdida del olfato (35-52%), dolor de tórax (25-42%), diarrea (35-38%), dolor abdominal (18-25%), náusea (31-38%), odinofagia (31%), vómito (10-21%) y hemoptisis (7-17%).[50]

Los CDC de los Estados Unidos de América reportaron que del 22 de enero al 7 de junio de 2020 el 9% (8,207/91,412) de las embarazadas tuvieron prueba COVID-19 positiva, de las cuales el 65.2% fueron sintomáticas, 46.2% fueron hispanas, el 22.9% tenían enfermedades crónicas previas al COVID-19 (21.8% tenían enfermedad pulmonar crónica, 15.3% diabetes mellitus, 14% enfermedad cardiovascular), 31.5% requirieron hospitalización, solo el 1.5% requirieron hospitalización en terapia intensiva y fallecieron 17 (0.2%). Los síntomas que presentaron las embarazadas COVID-19 fueron: tos 51.8%, mialgias 38.1%, fiebre 34.3%, cefalea 30.1%, escalofrío 28.5%, odinofagia 27%, náusea o vómito 19.6%, pérdida del gusto o del olfato 16.9%, diarrea 14.3% y dolor abdominal 10.1%.[49,51]

Con lo que respecta a los niños con COVID-19 menores de 19 años de edad se ha descrito que corresponden del 1 al 4% (Italia 1.2%, China 2.2%, Estados Unidos de América 1.7%, España 0.8%, Australia 4%) de todas las personas con COVID-19. Los niños adquieren el COVID-19 en un 56-90% por familiares contagiados que viven con ellos y un 20 a 30% durante hospitalizaciones en donde existen pacientes o personal de salud con COVID-19. Las 4 posibles teorías por las que hay pocos casos y pocas defunciones por COVID-19 en niños menores de 19 años de edad son:

- Confinamiento de todos los niños en sus hogares lo cual disminuye drásticamente los contagios.
- Inmadurez inmunitaria: los niños menores de 10 años de edad tienen muy pocos receptores de la enzima convertidora de angiotensina por lo cual el COVID-19 no genera respuesta inmune tan intensa como en los adultos.
- Los niveles bajos de testosterona hacen que haya niveles bajos de la proteína 2 de la serina de la transmembrana (TMPRSS2) que es la responsable de la entrada

del virus a la célula infectada, por lo cual se cree que el virus no ingresa a en gran cantidad a las células de niños.[52-53]

- Niveles altos de melatonina que son antioxidantes e inmunoprotectores.
- Inmunidad cruzada con otros coronavirus.
- Existencia de poros de Conn y de Lambert que comunican los alveolos.

En el paciente pediátrico a nivel mundial el síndrome inflamatorio multisistémico se ha presentado en 0.54% de los casos pediátricos. En Estados Unidos de América del 15 de marzo al 20 de mayo de 2020 el síndrome inflamatorio sistémico se presentó en niños COVID-19 en 186 niños y adolescentes con una mediana de edad de 8.3 años, con predomino en 62% de los casos en el sexo masculino, el 73% de los niños eran previamente sanos, 70% de los niños fueron positivos a COVID-19 (usando prueba reacción en cadena polimerasa en tiempo real), 30% de los niños tuvo asociación epidemiológica con contacto con persona COVID positiva, 31% de los niños eran latinos, la mediana de días de presentación del síndrome inflamatorio multisistémico fue de 25 días (6 a 51 días) posteriores al inicio de síntomas COVID-19, 88% de los niños requirió tratamiento hospitalario, la mediana del tiempo de hospitalización fue de 7 días (4 a 10 días), el 80% fue hospitalizado en terapia intensiva, 8% presentaron aneurismas coronarios y 2% murieron. El 71% de los pacientes presentaron 4 fallas multiorgánicas. Las fallas orgánicas en estos niños fueron: 92% gastrointestinal, 80% cardiovascular, 76% hematológica, 74% mucocutánea y 70% respiratoria. El 20% de los pacientes recibieron ventilación mecánica, 17% recibieron ventilación no invasiva, 48% recibieron soporte vasoactivo, 77% recibieron inmunoglobulina humana vía parenteral, 49% recibieron esteroides y 20% recibieron Inhibidores de Interleucina 6 (tocilizumab o siltuximab) o Inhibidores de interleucina-1RA (anakinra) y 4% recibieron oxigenación con membrana extracorpórea. Los consensos de Reino Unido y de España del manejo del síndrome inflamatorio sistémico hacen mención que las personas con este síndrome tienen 4 veces más de posibilidades mortalidad por lo cual deben ser hospitalizados en terapia intensiva.[54-56]

C.- Estadística Nacional

Varios de los datos que se presentan a continuación, de lo que aconteció en México con el COVID-19 están graficados al 31 de agosto del 2020 y contabilizados al 24 de julio de 2020, ya que posteriormente se modificó la forma de registro. Al 24 de julio de 2020 se reportó un total (posiblemente subestimado) de: 378,285 personas contagiadas (lo cual equivale al 0.3% de la población mexicana (378,285/127,000,000) ocupando ese día el lugar 6 a nivel mundial), 105,800 hospitalizaciones (28%) de las cuales 8,643 hospitalizaciones fueron en terapia intensiva (8.2%), y 42,645 defunciones (lo cual corresponde al 11.3% del total de casos, con lo cual se ocupó ese día el lugar 4 a nivel mundial), 2644 embarazadas COVID positivas, de las cuales el 25.4% (673/2644) requirieron hospitalización y 81 fallecieron (lo cual representa el 18.5% (81/437) de las muertes maternas) y 13,254 niños (menores de 19 años de edad) COVID positivos (de los cuales 1,684 requirieron hospitalización y 167 fallecieron). El 53.5% de los casos de COVID-19 han sido del sexo masculino y 46.5% de sexo femenino. Los casos y las personas hospitalizadas predominan en personas de 25 a 60 años de edad, con una mediana de 42 años de edad. Las defunciones predominan en personas de 50 a 80 años, con una mediana de 65 años de edad, afectaron en 65% a hombres y 35% a mujeres.[57-58] Ese mismo 24-Julio-2020, la tasa de pruebas COVID-19 realizadas en México fue de 688 pruebas por cada 100,000 habitantes (lo cual equivale a 873,760 pruebas realizadas en una población de 127 millones de personas). La letalidad del COVID-19 en México al día 24 de julio de 2020 fue de 11.2%. En los gráficos 5,6 y 7 se muestra la distribución de los casos confirmados de COVID-19 en México tanto por sexo y edad, así como su distribución en cuanto a hospitalizaciones y la distribución de mortalidad al 31 de agosto. Si bien es cierto que para el 15 de agosto del 2021 se incrementaron el número de pruebas (PCR-RT [tanto en centros de salud y hospitales del gobierno de la CDMX]), también es cierto que muy pocas también fueron positivas; cabe señalar que hubo un total de 3, 135,071; de las cuales solo 19.4% positivas y 80.6% negativas. Esto puede ser explicado quizás porque la mayoría de las pruebas se realizaron en pacientes asintomáticos (1, 473,483) vs sintomáticos (1, 661,588). De acuerdo a los datos registrados en México, desde el 3 de enero de 2020 hasta las 17:19 CEST del 13 de junio de 2022, ha habido 5, 823,844 casos confirmados de COVID-19 con 325,194 muertes, reportados a la OMS. Al 3 de junio de 2022 se han administrado un total de 208.630,697 dosis de vacunas. Este dato es importante ya que si consideramos la cifra de 127,000,000 millones de mexicanos (que a la fecha Junio del 2022 serían más), si la población vacunada fuese con al menos 2 dosis, sería de 104,315,348 (82%) pero como no es así, ya que son muy pocos los que tienen 2 y no hay datos claros de los que tienen 3 o 4 dosis, y hay mucho menos de los que tienen 4, y mucho más los que tienen 1 o ninguna dosis, ese número de 82% de posible población vacunada, es incorrecto; entonces lo correcto sería pensar que la inmunidad de rebaño está funcionando y no tanto la inmunidad hibrida como lo han querido hacer ver, ya que hay muchos lugares donde las vacunas no llegan, pero si hay movilización poblacional. Resaltar que los datos al 04 de agosto del 2024, México tiene un número acumulado de: 7, 619, 458 personas confirmadas de coronavirus, con 334, 551 personas fallecidas, lo cual hace ver que como tal en los últimos dos años el número de casos de enfermedad por COVID-19 confirmados (junio de 2022 [5, 823,844] y de muertes relacionadas [325,194]), comparados con el 2024, son considerablemente mucho menores, sobre todo en cuanto a mortalidad.

Grafica 5. Distribución de Casos confirmados de COVID-19 en México, por edad y sexo, al 31 de Agosto de 2020.

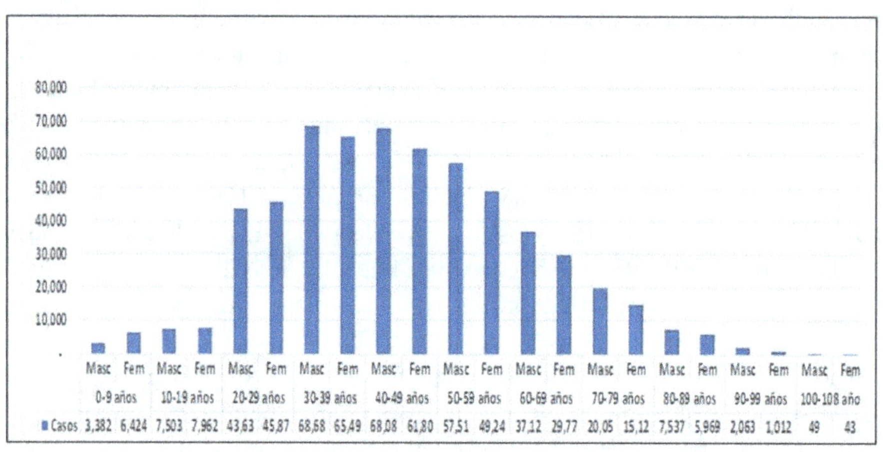

El mayor número de casos se encontró en el sexo masculino predominando las edades entre 30 a 60 años.

Grafica 6. Distribución por edad y sexo de hospitalizaciones por COVID-19 en México, al 31 de Agosto de 2020.

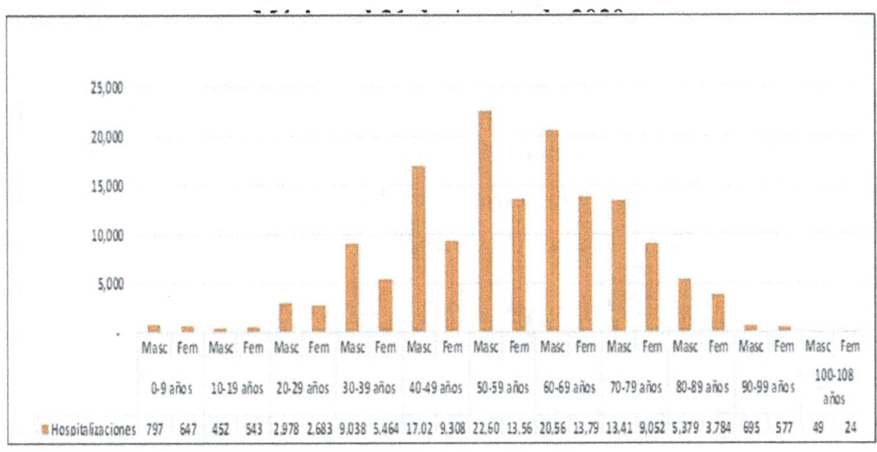

Por igual el número de hospitalizaciones se vio más en los hombres que en las mujeres pero el rango de edad fue entre los 30 a 79 años.

Grafica 7.- Distribución del número de defunciones por COVID-19 en cuanto a sexo y edad en México, al 31 de Agosto de 2020.

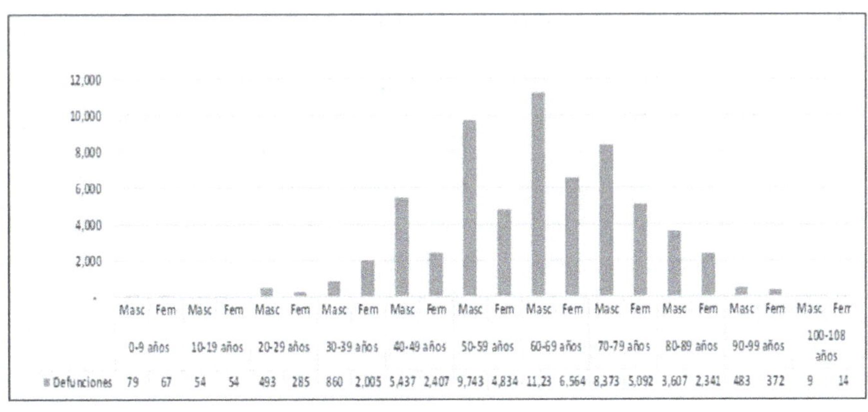

Las defunciones igual prevalecieron en los hombres con edades entre los 40 a 79 años.

Las co-morbilidades de todos los pacientes mexicanos con COVID-19 se resumen en la gráfica 8.

Grafica 8. Relación de co-morbilidades asociadas en pacientes mexicanos conCOVID-19 registrados al 31 de Agosto del 2020.

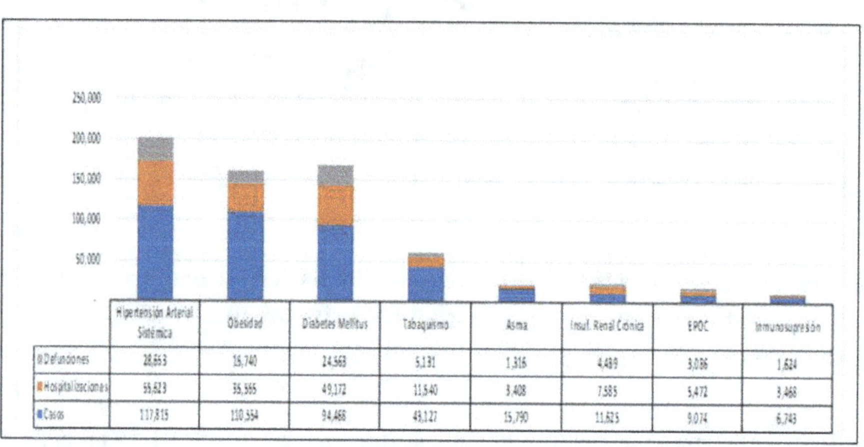

	Hipertensión Arterial Sistémica	Obesidad	Diabetes Mellitus	Tabaquismo	Asma	Insuf. Renal Crónica	EPOC	Inmunosupresión
Defunciones	28,663	15,740	24,563	5,131	1,316	4,489	3,086	1,624
Hospitalizaciones	55,623	35,565	49,172	11,540	3,408	7,585	5,472	3,468
Casos	117,815	110,554	94,468	43,127	15,790	11,625	9,074	6,743

Fuente: Datos abiertos de COVID-19 de la Dirección General de Epidemiología de la Secretaría de Salud. https://www.gob.mx/salud/documentos/datos-abiertos-152127

El comportamiento de casos nuevos por día, y su relación con fecha de inicio de síntomas, así como hospitalizaciones y defunciones diarias por COVID-19, al 31 de agosto del 2020, se resumen en las gráficas 9,9 a y 10.

Grafica 9. Nuevos casos por día de COVID-19 en México, del 29 -Febrero del 2020 al 31 de Agosto del 2020.

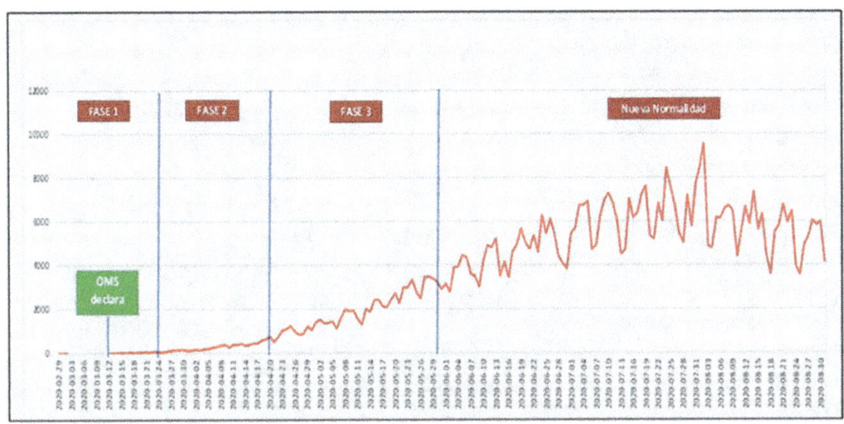

Evolución de casos nuevos a partir que la OMS declara Pandemia a COVID-19 y su relación con las fases de esta.

Grafica 9ª. DistribucióndecasossospechososyconfirmadosdeCOVID-19por fecha de inicio de síntomas.

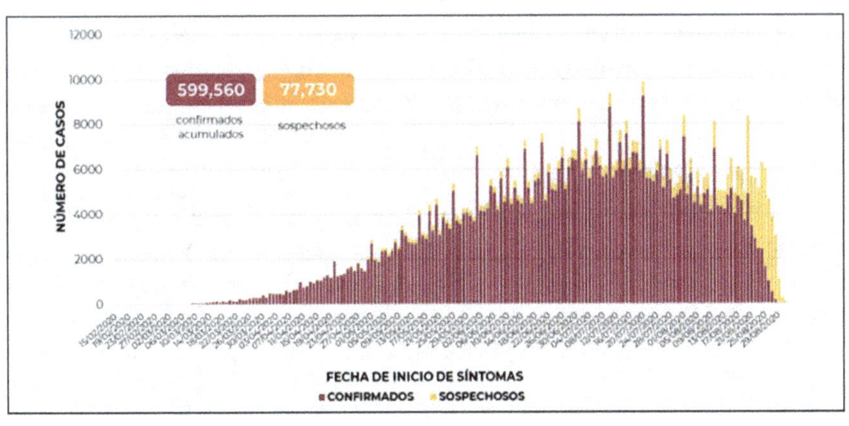

Fuente: SSA (SPPS/DGE/DIE/InDRE/Informe. COVID-19 /México-31 agosto, 2020 (corte 9:00hrs).

Grafica 10. Número de hospitalizaciones diarias y defunciones por COVID-19 en México, del 29 - Febrero del 2020 al 31 de Agosto del 2020.

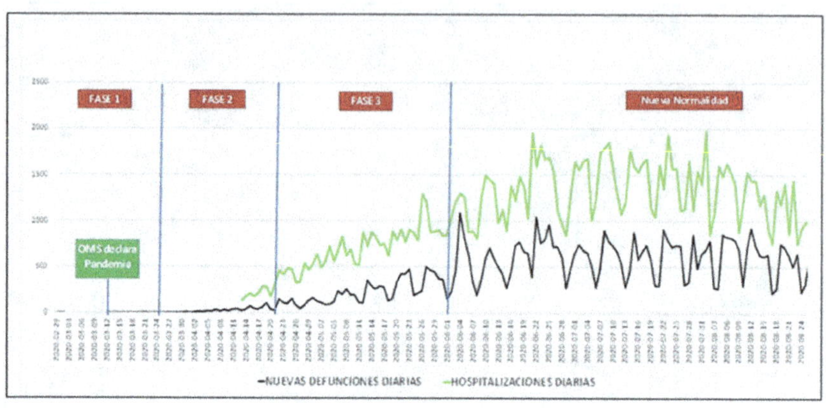

Fuente: Datos abiertos de COVID-19 de la Dirección General de Epidemiología de la Secretaría de Salud. https://www.gob.mx/salud/documentos/datos-abiertos-152127

Con lo que respecta al personal de salud afectado por COVID-19, el día 1 de julio del 2020 el Dr. José Luis Aloma Zegarra (Director General de Epidemiología de la Secretaría de Salud de México) informó a través de radio y televisión que a nivel nacional se registraron: 46,013 personas que laboran en el sector salud que han dado positivo a COVID-19 (Enfermeras 41%, Médicos 29%, otros 27%, laboratoristas 2%, dentistas 1%), 13,570 personas sospechosas de COVID-19 (en espera de resultado de prueba COVID-19) y 683 defunciones. Los estados en donde se registraron más casos COVID-19 de personal de salud fueron: Ciudad de México, Estado de México, Tabasco, Baja California, Veracruz, Puebla y Sonora. Los estados en donde se registraron más defunciones por COVID-19 en personal de salud fueron: Ciudad de México, Estado de México, Puebla, Veracruz, Tabasco, Sinaloa y Baja California. Es importante mencionar que de febrero a julio del año 2020 el sector de salud público se quedó sin el 40 al 60% de personal debido a que se les otorgó licencia con goce de sueldo debido a que fueron clasificados como vulnerables. La distribución estatal de casos, hospitalizaciones y defunciones por COVID-10 registrados al 31 de agosto de 2020 se presentan en la tabla 5 a continuación.[58-59]

TABLA 5. DISTRIBUCIÓN ESTATAL DE CASOS, HOSPITALIZACIONES Y DEFUNCIONES POR COVID-19 EN MÉXICO ACTUALIZADO AL 31 DE AGOSTO DE 2020

LUGAR	Nombre	Casos Totales	Hospitalizaciones	Defunciones
1	Ciudad de México	98,450	24,324	8,436
2	Estado de México	67,828	21,903	10,061
3	Guanajuato	31,662	5,317	2,050
4	Nuevo León	29,083	6,407	2,221
5	Tabasco	28,354	4,318	2,515
6	Veracruz	28,264	9,748	3,741
7	Puebla	26,899	8,049	3,467
8	Tamaulipas	24,454	3,886	1,764
9	Coahuila	21,607	2,985	1,380
10	Sonora	21,433	5,525	2,616
11	Jalisco	20,324	6,292	2,425
12	San Luis Potosí	18,113	2,638	1,165
13	Baja California	16,875	5,939	3,187
14	Sinaloa	16,104	5,724	2,755
15	Michoacán	15,116	2,878	1,177
16	Guerrero	14,793	3,283	1,697
17	Yucatán	14,773	3,521	1,300
18	Oaxaca	13,699	2,887	1,280
19	Quintana Roo	10,313	3,035	1,401
20	Hidalgo	10,275	3.659	1,576
21	Chihuahua	7,710	2,599	1,130
22	Baja California Sur	7,624	994	352
23	Durango	6,394	993	445
24	Tlaxcala	6,374	1,742	959
25	Querétaro	6,320	2,169	676
26	Chiapas	6,267	2,205	1,064
27	Aguascalientes	5,631	1,440	388
28	Campeche	5,586	1,767	742
29	Zacatecas	5,312	1,273	492
30	Morelos	5,211	2,276	974
31	Nayarit	5,003	1,532	580
32	Colima	3,711	1,101	398
	TOTALES	599,560	152,409	64,414

Fuente: Datos abiertos de COVID-19 de la Dirección General de Epidemiología de la Secretaría de Salud. https://www.gob.mx/salud/documentos/datos-abiertos-152127

No obstante, de ello, un análisis de Amnistía Internacional (del 2020) encontró que al menos 7.000 trabajadores de la salud han muerto en todo el mundo por contraer COVID-19. Confirmando que al menos 1.320 han sido trabajadores de la salud que han muerto en México, representando la cifra más alta conocida de cualquier país al 25 de agosto del 2020, con además 97.632 casos confirmados entre los trabajadores de la salud. Los países con el mayor número estimado de trabajadores de la salud que han muerto por COVID-19 incluyen a los Estados Unidos Mexicanos (1.320). E.E. U.U. (1.077), Reino Unido (649), Brasil (634), Sudáfrica (240), Italia (188), Perú (183), Indonesia (181), Irán (164), y Egipto con 159. Sin embargo, estas cifras puedes estar subestimadas de forma significativa, debido a la subinformación de muchos países incluidos en el análisis e igual debido a los diferentes métodos utilizados para recopilar datos y a las definiciones utilizadas en trabajadores de la salud en diferentes países. [60] Un reporte del 02 de agosto del 2021 mostro un registro de 251,237 casos, con 4,127 defunciones confirmadas. En éste se hacer notar que personal de la salud, mayor de 60 años, produjo el 0.05% de los casos y el 44.4% de las defunciones por COVID-19. En la gráfica 11y 11a se muestra la relación de casos y defunciones acumuladas por grupo de edad y sexo en personal de la salud en México.

Gráfica 11.- Casos totales y defunciones acumuladas, en personal de la salud, por grupo de edad y sexo, al 02 - Agosto - 2021.

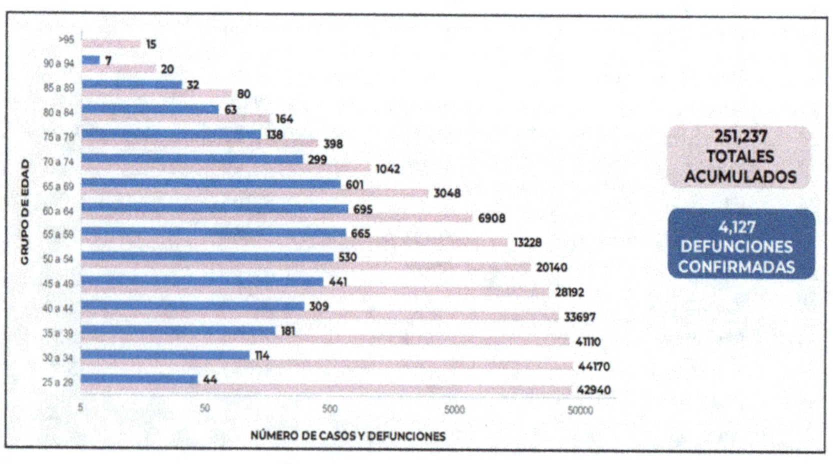

Fuente: https://www.gob.mx/cms/uploads/attachment/file/659764/PERSONAL DESALUD_02.08.21.pdf

Se grafica en azul al sexo masculino y en rosa al femenino.

69

Gráfica 11a.- Defunciones confirmadas en personal de salud, por profesión en México, al 02 - Agosto - 2021.

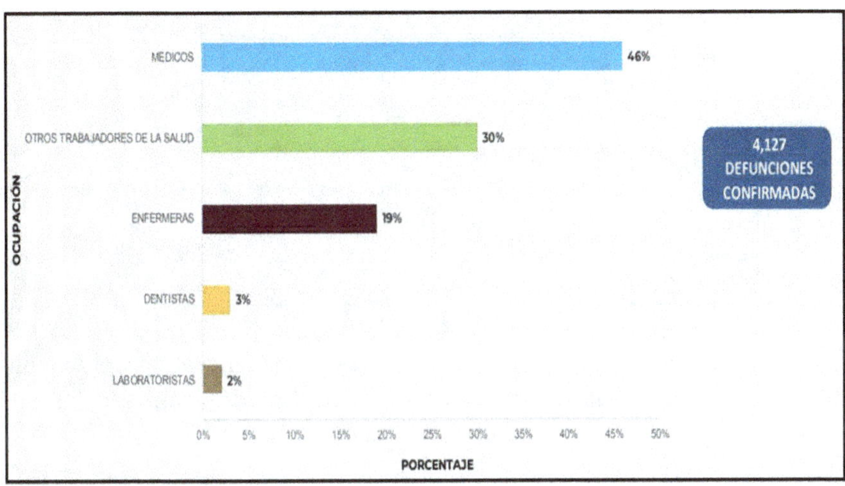

Fuente: SSA/SPPS/DGE/DIE/InDRE/BaseCOVID-19 /México 02 de Agosto del 2021

La distribución por instituciones de salud mexicanas de casos, hospitalizaciones y defunciones por COVID-19 se presenta en la gráfica 12.

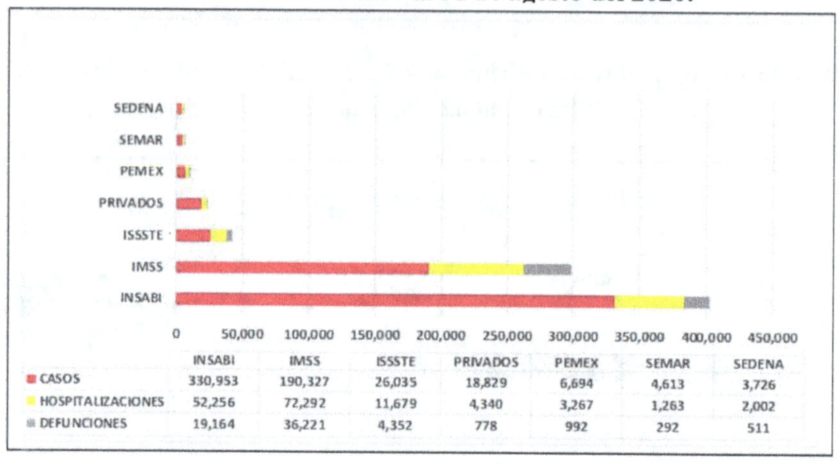

	INSABI	IMSS	ISSSTE	PRIVADOS	PEMEX	SEMAR	SEDENA
CASOS	330,953	190,327	26,035	18,829	6,694	4,613	3,726
HOSPITALIZACIONES	52,256	72,292	11,679	4,340	3,267	1,263	2,002
DEFUNCIONES	19,164	36,221	4,352	778	992	292	511

Fuente: Datos abiertos de COVID-19 de la Dirección General de Epidemiología de la Secretaría de Salud. https://www.gob.mx/salud/documentos/datos-abiertos-152127

Los CDC de Estados unidos tienen una aplicación electrónica denominada **Surge** COVID-19 Surge Estimation Tool), que. mediante la comparación quincenal de casos nuevos, hospitalizaciones y defunciones determina las necesidades inmediatas de camas, en México ese sistema no está aún bien implementado, por lo que en algunos estados ha sido difícil el ingreso de muchos pacientes a una UCI (Unidad de Cuidados Intensivos) e incluso a una cama habitual de hospitalización en área COVID. En la tabla 6 que se presenta a continuación se hace el comparativo progresivo de casos, hospitalizaciones y defunciones de diversas instituciones de salud mexicanas, que atendieron pacientes, durante el periodo del 15-Abril-2020 al 30-Agosto-2020 en donde se observa que a los dos meses posteriores de haber implementado la nueva normalidad en México, se cuadriplicó el número de casos, hospitalizaciones y defunciones pero se mantuvieron el mismo número de hospitales.

Tabla 6. Comparativo Quincenal de Casos, Hospitalizaciones y Defunciones por COVID-19 en Instituciones de Salud de México del 15-Abril-2020 al 30-Agosto-2020				
Institución de Salud	Fechas	Casos Totales	Hospitalizaciones Totales n(%)	Total de Defunciones n(%)
Instituto de Salud para el Bienestar (INSABI antes Secretaría de Salud)	15-Abril-2020	2,806	789 (28.1)	178 (6.3/22.6)
	30-Abril-2020	9,183	3,097 (33.7)	788 (8.6/25.4)
	15-Mayo-2020	21,903	6,888 (31.4)	2,200 (10/31.9)
	31-Mayo-2020	47,574	12,407 (26.1)	4,303 (9/34.7))
	15-Junio-2020	79,689	18,229 (22.9)	6,485 (8.1/35.6)
	30-Junio-2020	120,508	25,187 (20.9)	9,003 (7.5/35.7)
	15-Julio-2020	168,986	32,483 (19.2)	11,402 (6.7/35.1)
	31-Julio-2020	232,038	40,397 (17.4)	14,345 (6.2/35.5)
	15-Agosto-2020	284,519	47,213 (16.6)	16,810 (5.9/35.6)
	31-Agosto-2020	330,953	52,256	19,164
Instituto Mexicano del Seguro Social (IMSS)	15-Abril-2020	1,944	813 (41.8)	205 (10.5/25.2)
	30-Abril-2020	7,115	3,076 (43.2)	790 (11.1/25.7)
	15-Mayo-2020	16,279	7,559 (46.4)	1,905 (11.7/25.2)
	31-Mayo-2020	29,543	12,979 (43.9)	4,021 (13.6/31)
	15-Junio-2020	49,055	20,816 (42.4)	8,502 (17.3/40.8)
	30-Junio-2020	74,432	31,245 (42)	14,924 (20.1/47.8)
	15-Julio-2020	105,980	42,742 (40.3)	20,289 (19.1/47.5)
	31-Julio-2020	136,244	53,582 (39.3)	25,616 (18.8/47.8)
	15-Agosto-2020	164,977	63,623 (38.6)	31,747 (19.2/49.9)
	31-Agosto-2020	190,327	72,292	36,221
Instituto de Seguridad y Servicios Sociales para los Trabajadores del Estado (ISSSTE)	15-Abril-2020	343	218 (63.6)	35 (10.2/16.1)
	30-Abril-2020	1,013	682 (67.3)	139 (13.7/20.4)
	15-Mayo-2020	2,408	1,638 (68)	337 (14/20.6)
	31-Mayo-2020	4,611	3,008 (65.2)	860 (18.7/28.6)
	15-Junio-2020	7,375	4,347 (58.9)	1,364 (18.5/31.4)
	30-Junio-2020	10,626	5,847 (55)	2,002 (18.8/34.2)
	15-Julio-2020	14,254	7,314 (51.3)	2,600 (18.2/34.2)
	31-Julio-2020	18,584	9,060 (48.8)	3,319 (18.2/35.5)
	15-Agosto-2020	22,673	10,567 (46.6)	3,855 (17.9/36.6)
	31-Agosto-2020	26,035	11,679	4,352
Privados	15-Abril-2020	529	154 (29.1)	12 (2.3/7.8)
	30-Abril-2020	1,043	325 (31.2)	35 (3.4/10.8)
	15-Mayo-2020	1,797	600 (33.4)	89 (5/14.8)
	31-Mayo-2020	3,050	961 (31.5)	164 (5.4/17.1)
	15-Junio-2020	4,591	1,411 (30.7)	238 (5.2/16.9)
	30-Junio-2020	6,516	1,868 (28.7)	287 (4.4/15.4)
	15-Julio-2020	9,405	2,470 (26.3)	488 (5.2/19.8)
	31-Julio-2020	12,851	3,124 (24.3)	570 (4.4/18.2))
	15-Agosto-2020	15,817	3,775 (23.9)	692 (4.4/18.3)
	31-Agosto-2020	18,829	4,340	778
	15-Abril-2020	47	35 (74.5)	4 (8.5/11.4)
	30-Abril-2020	231	153 (66.2)	30 (13/19.6)
	15-Mayo-2020	866	446 (51.5)	79 (9.1/17.7)
	31-Mayo-2020	1,572	839 (53.4)	202 (12.8/24.1)

	15-Junio-2020	2,283	1,209 (53)	295 (12.9/24.4)
Petróleos Mexicanos (PEMEX)	30-Junio-2020	3,037	1,590 (52.4)	429 (14.1/27)
	15-Julio-2020	4,037	2,105 (52.1)	611 (15.1/29)
	31-Julio-2020	5,206	2,646 (50.8)	768 (14.8/29)
	15-Agosto-2020	6,066	3,023 (49.8)	912 (15/30.2)
	31-Agosto-2020	6,694	3,267	992
Secretaría de Marina (SEMAR)	15-Abril-2020	12	4 (33.3)	0 (0/0)
	30-Abril-2020	157	59 (37.6)	3 (1.9/5.1)
	15-Mayo-2020	693	194 (28)	27 (3.9/13.9)
	31-Mayo-2020	1,363	350 (25.7)	73 (5.4/20.9)
	15-Junio-2020	1,725	472 (27.4)	93 (5.4/19.7)
	30-Junio-2020	2,185	590 (27)	108 (4.9/18.3)
	15-Julio-2020	2,666	733 (27.5)	146 (5.5/19.9)
	31-Julio-2020	3,221	893 (27.7)	190 (5.9/21.3)
	15-Agosto-2020	4,038	1,088 (26.9)	240 (5.9/22.1)
	31-Agosto-2020	4,613	1,263	292
Secretaría de la Defensa Nacional (SEDENA)	15-Abril-2020	21	10 (47.6)	0 (0/0)
	30-Abril-2020	44	19 (43.2)	0 (0/0)
	15-Mayo-2020	113	45 (39.8)	3 (2.7/6.7)
	31-Mayo-2020	408	141 (34.6)	16 (3.9/11.3)
	15-Junio-2020	929	331 (35.6)	42 (4.5/12.7)
	30-Junio-2020	1,467	658 (44.9)	85 (5.8/12.9)
	15-Julio-2020	2,141	1,066 (49.8)	164 (7.7/15.4)
	31-Julio-2020	2,919	1,503 (51.5)	331 (11.3/22)
	15-Agosto-2020	3,393	1,797 (53)	395 (11.6/22)
	31-Agosto-2020	3,726	2,002	511

Fuente: Datos abiertos de COVID-19 de la Dirección General de Epidemiología de la Secretaría de Salud. https://www.gob.mx/salud/documentos/datos-abiertos-152127

Lo que se puede traducir en que las medidas implementadas de esa nueva normalidad, por las autoridades gubernamentales en México, no fueron las adecuadas, y seguramente porque se basaron en las consideraciones no de un grupo de supuestos expertos calificados, sino en las opiniones de intereses políticos personales y no de la pandemia.

Por otro lado, en cuanto a la evolución en el número de casos que ameritaron hospitalización y sus defunciones asociadas a COVID-19 en población total, mujeres embarazadas y pacientes pediátricos en México, a partir del 30 de mayo al 31 de agosto del 2020, se muestran en la gráfica 13. Las Camas disponibles al 31 de agosto, prácticamente parecen ser suficientes. Sin embargo, lo que no concuerda con las gráficas 11 y 12 es que la relación de hospitalizados es menor al número de defunciones por día. Por lo que pareciera que hay un desfasamiento en cuanto a número de casos identificados que requieran verdaderamente ser ingresados e incluso manejados en UCI.

Y mucho menos con el supuesto semáforo epidemiológico que enmarco la mayoría de los estados (21 estados) en color naranja, representando estar más cerca del color amarillo (10 estados) que del verde, a pesar que en el rojo solo se encontró en colima (de extrema alarma), como se muestra en el mapa 2.

Grafica 13. Casos totales en cuanto a: Hospitalizaciones y Defunciones por COVID-19 en México al 31 de agosto del 2020

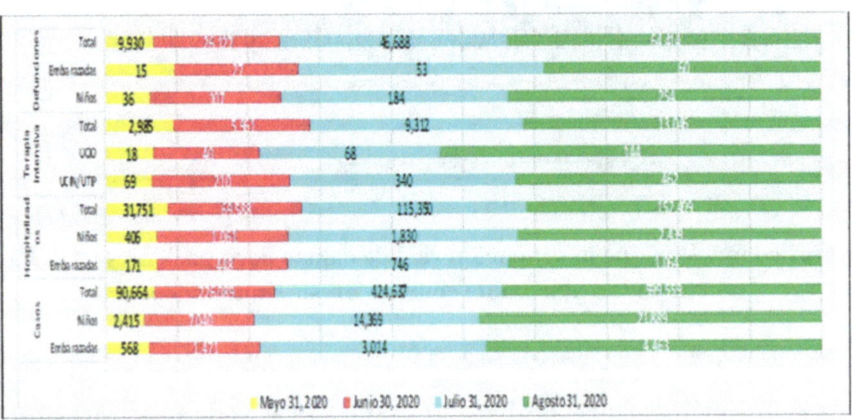

Fuente: Datos abiertos de COVID-19 de la Dirección General de Epidemiología de la Secretaría de Salud. https://www.gob.mx/salud/documentos/datos-abiertos-152127

El **Semáforo** (rojo, amarillo, naranja y verde) de riesgo **epidemiológico, se utilizó** para transitar hacia una nueva normalidad, se usó como un sistema de monitoreo para la regulación del uso del espacio público de acuerdo con el riesgo de contagio de COVID-19. Considerando que este semáforo dependería de la ocupación de hospitales tanto como del incremento o descenso de pacientes con COVID-19, más, sin embargo, lo que observamos que se presentó, y es por lo que decimos, que el grafico 14 no concuerda con las gráficas de hospitalización-defunción vs camas disponibles. Aunado a ello, los colores del semáforo al 31 de agosto acorde al mapa 2, nos indican que a la fecha no ha habido un buen control de la pandemia, ya que a pesar de solo colima estar en rojo, resulto incierto conocer o presuponer, si los estados en naranja hubiesen llegado a volverse nuevamente amarillos que verdes. [61-62]

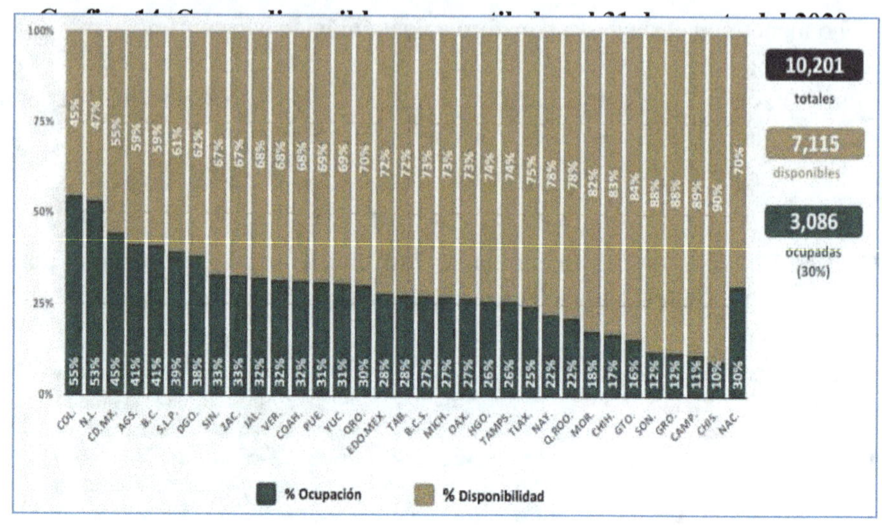

Este gráfico muestra que la ocupación real de camas para pacientes COVID-19, no era ya tan alarmante como se presuponía pudo ser.

Mapa 2. Semáforo epidemiológico de COVID-19 al 31 de agosto del 2020.

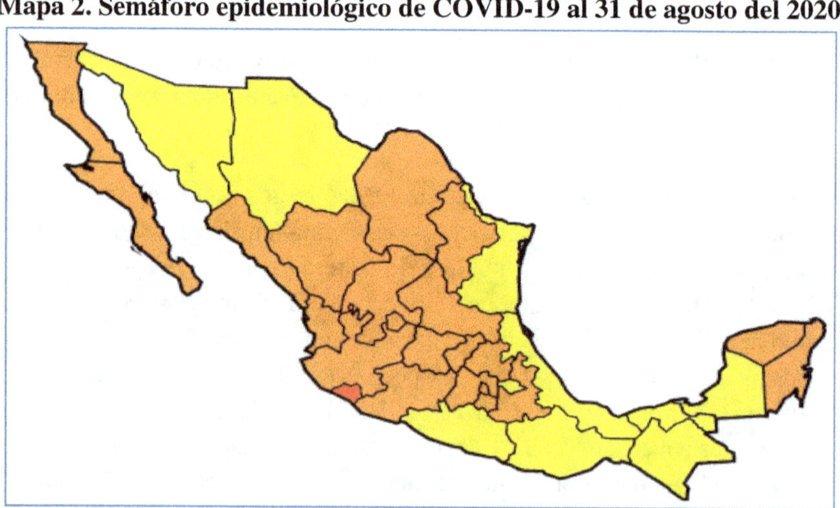

En rojo solo se encontró colima (considerado en su momento, de extrema alarma)

DIAGNÓSTICO DE COVID-19 POR LABORATORIO

Existen dos tipos de diagnósticos de COVID-19: poblacional e individual:

I.- El diagnóstico poblacional

El diagnóstico poblacional se realiza a personas asintomáticas que no hayan sido previamente diagnosticadas de COVID-19 utilizando pruebas serológicas de COVID-19. El diagnóstico poblacional es muy costoso ya que requiere la realización periódica de pruebas a muestras representativas poblacionales (lo cual incluye realizar varias pruebas a una misma persona asintomática sin antecedente de diagnóstico previo de COVID-19), no obstante, permite saber de forma certera la etapa en la que se encuentra de la epidemia, lo cual permite tomar decisiones políticas, sanitarias y económicas a corto y mediano plazo. Por ello cuando se tiene un 10% de población asintomática positiva a COVID-19 quiere decir que aún falta mucho tiempo para el fin de la pandemia (el fin de la pandemia se determina cuando el 100% de la población tuvo la enfermedad (de forma natural o mediante vacunación), y se requiere de medidas de confinamiento (para reducir la velocidad de presentación de casos para poder tener capacidad resolutiva de atención sanitaria), medidas de reconversión de unidades médicas (para incrementar las áreas físicas, los insumos y el personal sanitario) y de reconversión económica (para tener dinero de forma inmediata y permanente para solventar los gastos de la pandemia). Cuando una población tiene más de 60% de positividad a una enfermedad se considera que existe inmunidad de rebaño, lo cual implica que ya no se requerirán tantas unidades médicas para la atención de la población por lo cual se puede realizar un desconfinamiento seguro. A finales de mayo de 2020 la revista electrónica "statista" reportó que el resultado de tamizajes poblacionales de COVID-19 realizados en algunas ciudades de algunos países fue del 7.1% al 19.9% de la población (Barcelona 7.1%, Boston 9.9%, Wuhan 10%, Madrid 11.3%, Londres 17.5% Nueva York 19.9%). [49] Oren y Topol publicaron en junio de 2020 una revisión de estudios a nivel mundial en donde concluyen que actualmente del 40 al 45% de la población con COVID-19 es asintomática y dicha población puede trasmitir la enfermedad por periodos mayores a 14 días. A partir del mes de agosto de 2020 se llevo a cabo el levantamiento de la seroprevalencia COVID-19 en México y España mediante la Encuesta Nacional de Salud y Nutrición (ENSANUT-COVID-19).

Por lo anterior las recomendaciones fueron: La utilización de equipo de protección personal (cubre bocas, caretas, guantes, batas, googles, etc.) en todo momento, pero de acuerdo al área en donde se encuentren las personas (hospitales, mercados, trasporte público, vía pública, etc.).

II.- El diagnóstico individual

El diagnóstico de COVID-19 se realiza con prueba PCR-COVID-19 o RT-PCR-COVID-19 para obtener el diagnóstico etiológico (*posterior a haber hecho diagnósticos sindromáticos y nosológicos*) en personas sintomáticas que no hayan sido diagnosticadas previamente de COVID-19, tales como: pacientes con hipoxemia menor a 85%, personas con tomografía positiva (CO-RADS 5) para COVID-19, todos los pacientes COVID-19 hospitalizados (con severidad moderada o severa) y todos los contactos cercanos de persona COVID-19 positiva (padres, hijos, abuelos, hijos, hermanos, personal de salud) con los que tuvieron contacto durante los últimos 15 días previos al inicio de síntomas. [63-65]

III.- Estudios de laboratorio:

En la actualidad existen estudios de laboratorio y de imagen que ayudan a establecer el diagnóstico de COVID-19. En relación a las pruebas de laboratorio existen muchos laboratorios que producen pruebas que detectan diferentes porciones del genoma viral del COVID-19, por ello cada prueba COVID-19 tiene su propia sensibilidad, especificidad, costo y tiempo de entrega de resultado. A continuación, se presenta un resumen gráfico de las porciones genéticas de pruebas COVID-19 producidas en algunos países. [66]

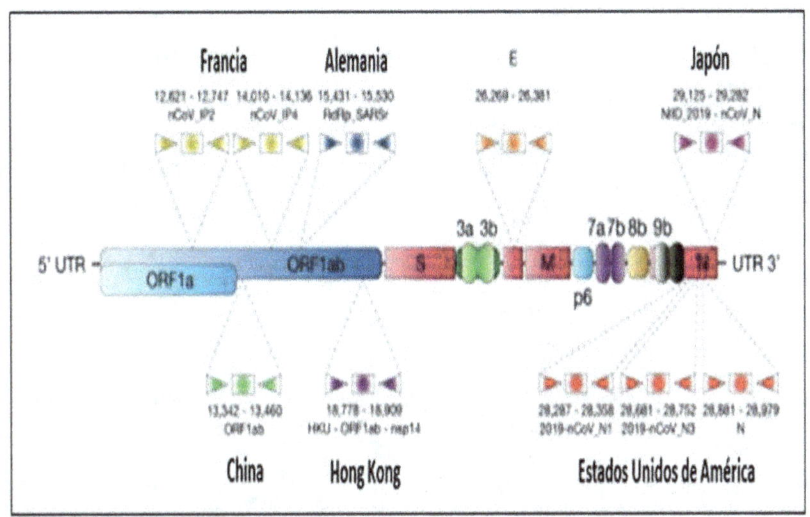

Con lo que respecta a la sensibilidad y especificidad de las pruebas COVID-19 existe una gran variabilidad entre diversas marcas. En seguida, se presenta en la tabla 7 el comparativo de algunas de las pruebas COVID-19 que se han utilizado cn varios países durante la actual pandemia. [67-68]

Tabla 7. Sensibilidad y Especificidad de algunas pruebas COVID-19

Proveedor	País de origen	Tipo de Estudio	Sensibilidad y Especificidad	Especificidad	Número de personas en las que se realizó prueba
Abott	E.U.A.	IgG contra SARS CoV-2	< 3días de síntomas: 0-26.4 >14 días de síntomas: 93.8	96.4-99.9	1020
			1-7 días: 39.4-66.3 >17 días: 95.1-100	99.9	689
			<7 días: 23.7-35.6 >22 días: 95.5-97.9	99.3-100	423

Beijing Wantai Biological Pharmacy Enterprise	China	Anticuerpo total contra SARS-CoV-2 ELISA	91.3-99.7	98.8-100	300
BioRed	E.U.A.	Anticuerpo total contra SARS-CoV-2	81.5-96.9	98.7-99.9	Sin datos
DiaSorin	E.U.A.	IgG contra SARS CoV-2	88.8-97.2	94.99.1	304
Epitope	E.U.A.	IgG contra SARS CoV-2 ELISA	1-5 días: 21.5-59.4 >20 días: 58.7-99.8	83.6-95.5	128
			84.6-100	77-95.7	108
Epitope	E.U.A.	IgM contra SARS CoV-2 ELISA	1-5 días: 6.1-36.9 >20 días: 48.2-97.7	92.1-99.4	128
Euroimmun	Alemania	IgA contra SARS CoV-2	9.3-32.3	-----	95
			77.9-99.2	84.7-97.3	203
Euroimmun	Alemania	IgG contra SARS CoV-2 ELISA	4.6-24.5	----	95
			92.4-98.3	47.2-82.7	203
Guangzhou Darui	China	IgG contra SARS CoV-2 ELISA	13.5-35.2	94.4-100	65
Guangzhou Darui	China	IgM contra	33.7-58.9	66-87.5	65

		SARS CoV-2 ELISA			
Mount Sinai	E.U.A.	IgG contra SARS CoV-2 ELISA	80.1-97.4	95.1-100	-------
Ortho	E.U.A.	Anticuer po total contra SARS-CoV-2	92.7-100	99-100	--------
Roche	E.U.A.	Anticuer po total contra SARS-CoV-2	74.8-90.7	99.1-100	387

Con lo que respecta al tiempo del resultado de las pruebas COVID-19 existen varias técnicas de laboratorio. Como tal, se presenta en la gráfica 14 el resumen en cuanto de los tiempos de resultados de diversas técnicas de pruebas moleculares de COVID-19.

Grafica 14. Tiempo en horas para un resultado positivo acorde a la técnica empleada para diagnóstico de COVID-19

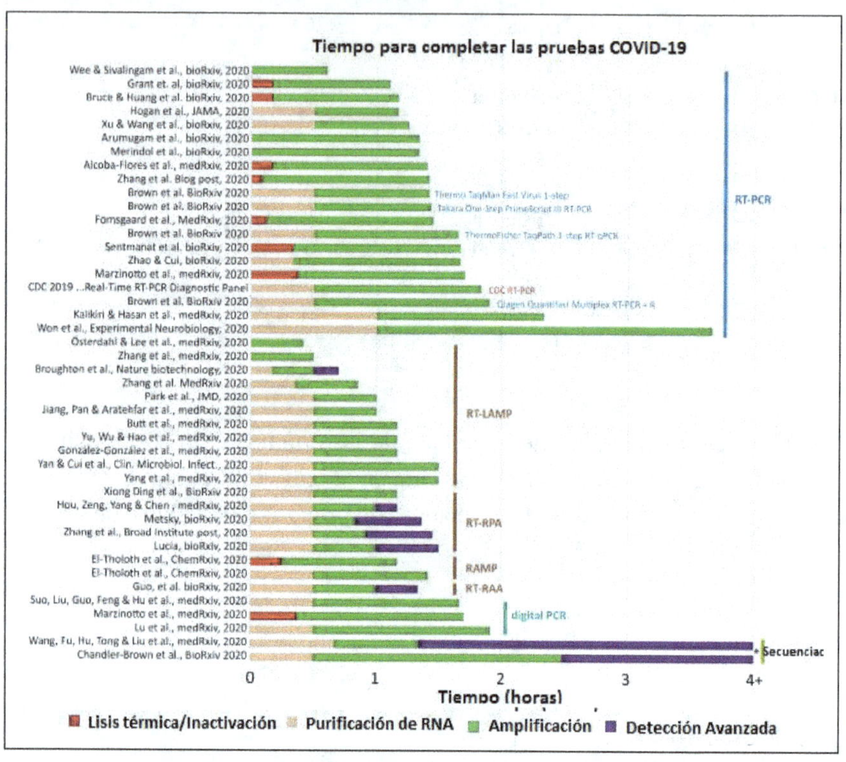

En México existen 16 diferentes tipos de pruebas COVID-19 (moleculares que detectan la existencia de fracciones del virus (PCR-COVID-19, RT-PCR COVID-19), anticuerpos (IgA, IgG, IgM) contra COVID-19 (serológicas), antígenos contra COVID-19. Hacia mediados del 2024, la fundación salud digna de México es el laboratorio que ha realizado más de 150,000 pruebas de COVID-19.

DIAGNÓSTICO RADIOLÓGICO DE COVID-19

La radiografía posteroanterior de tórax tiene baja sensibilidad y especificidad para COVID (en comparación con la tomografía y la resonancia magnética). En la tabla 8 se la sensibilidad y la especificidad de la tomografía contra COVID-19 determinada en varios estudios.

Tabla 8. Sensibilidad y Especificidad de la Tomografía Pulmonar para el Diagnóstico de COVID-19 (32)						
	Wen	Caruso	Himoto	Zhu	Xie	Ai
Sensibilidad	93.2	96.8	92.2	93.8	95	96.5
Especificidad	53.3	56.3	71.9	33.3	50	25.4
Valor Predictivo Positivo	92.1	58.8	59.1	34.9	63.3	65.3
Valor Predictivo Negativo	42.9	96.4	95.8	93.3	91.7	83.3

La tomografía y la resonancia magnética hay que realizarlos de forma juiciosa y con indicación precisa para no dañar los tomógrafos y los resonadores. La sociedad de Fleichner elaboró un consenso multinacional en abril de 2020 donde especifica las principales circunstancias en las que se recomienda realizar la tomografía pulmonar en pacientes con sospecha o confirmados de COVID-19. A continuación se presenta el resumen de dicho consenso. [69-70]

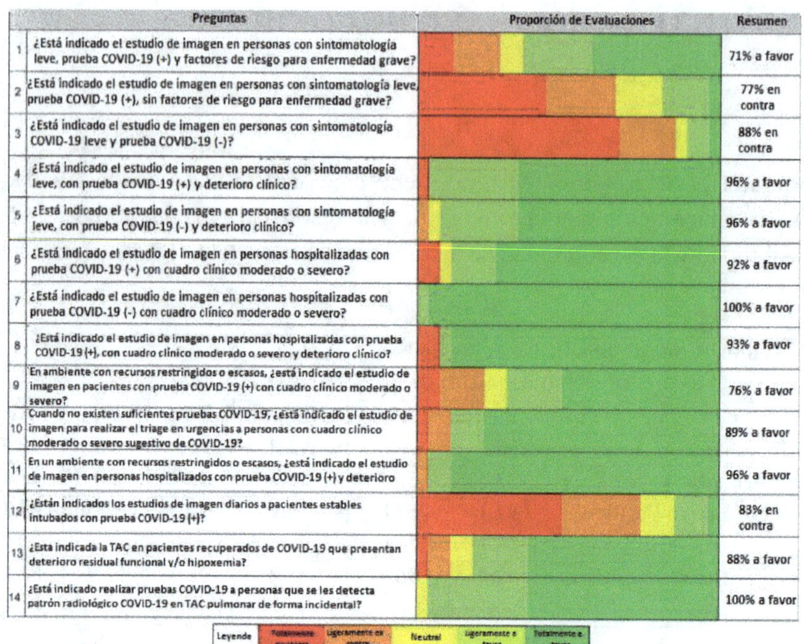

	Preguntas	Proporción de Evaluaciones	Resumen
1	¿Está indicado el estudio de imagen en personas con sintomatología leve, prueba COVID-19 (+) y factores de riesgo para enfermedad grave?		71% a favor
2	¿Está indicado el estudio de imagen en personas con sintomatología leve, prueba COVID-19 (+), sin factores de riesgo para enfermedad grave?		77% en contra
3	¿Está indicado el estudio de imagen en personas con sintomatología COVID-19 leve y prueba COVID-19 (-)?		88% en contra
4	¿Está indicado el estudio de imagen en personas con sintomatología leve, con prueba COVID-19 (+) y deterioro clínico?		96% a favor
5	¿Está indicado el estudio de imagen en personas con sintomatología leve, con prueba COVID-19 (-) y deterioro clínico?		96% a favor
6	¿Está indicado el estudio de imagen en personas hospitalizadas con prueba COVID-19 (+) con cuadro clínico moderado o severo?		92% a favor
7	¿Está indicado el estudio de imagen en personas hospitalizadas con prueba COVID-19 (-) con cuadro clínico moderado o severo?		100% a favor
8	¿Está indicado el estudio de imagen en personas hospitalizadas con prueba COVID-19 (+), con cuadro clínico moderado o severo y deterioro clínico?		93% a favor
9	En ambiente con recursos restringidos o escasos, ¿está indicado el estudio de imagen en pacientes con prueba COVID-19 (+) con cuadro clínico moderado o severo?		76% a favor
10	Cuando no existen suficientes pruebas COVID-19, ¿está indicado el estudio de imagen para realizar el triage en urgencias a personas con cuadro clínico moderado o severo sugestivo de COVID-19?		89% a favor
11	En un ambiente con recursos restringidos o escasos, ¿está indicado el estudio de imagen en personas hospitalizados con prueba COVID-19 (+) y deterioro		96% a favor
12	¿Están indicados los estudios de imagen diarios a pacientes estables intubados con prueba COVID-19 (+)?		83% en contra
13	¿Esta indicada la TAC en pacientes recuperados de COVID-19 que presentan deterioro residual funcional y/o hipoxemia?		88% a favor
14	¿Está indicado realizar pruebas COVID-19 a personas que se les detecta patrón radiológico COVID-19 en TAC pulmonar de forma incidental?		100% a favor

| Leyenda | Totalmente en contra | Ligeramente en contra | Neutral | Ligeramente a favor | Totalmente a favor |

Las lesiones radiológicas de COVID-19 son bilaterales, de distribución posterior, con localización periférica y subpleural, con afección multilobular (principalmente lóbulos medios e inferiores), con forma en parche, subsegmentario o segmentario, con densidad en vidrio esmerilado, piso empedrado (reticular) o consolidación. En fases severas de la enfermedad en adultos se presentan derrames pleurales, en niños son muy raros los derrames pleurales. Los signos tomográficos de COVID-19 se resumen a continuación. 71-75

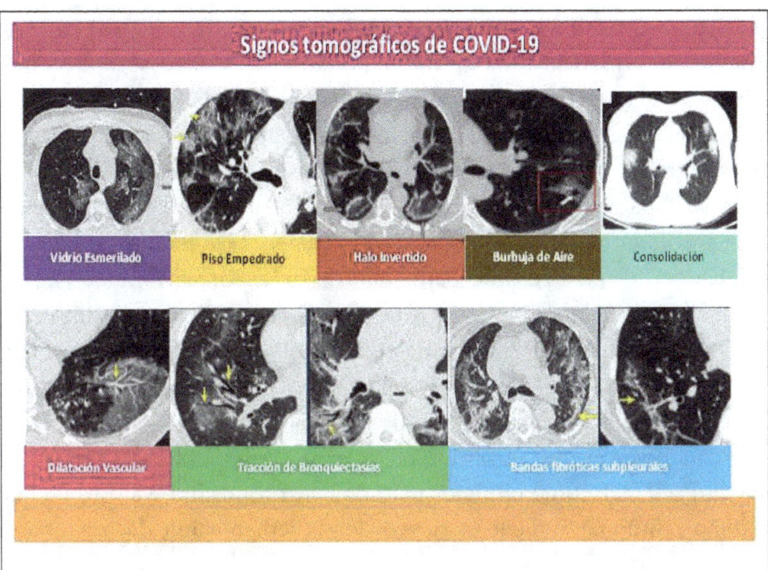

De acuerdo a la historia natural del COVID-19 a nivel pulmonar existen 4 patrones tomográficos: fase inicial (0 a 4 días), fase progresiva (5 a 8 días), fase de pico o consolidación (10 a 13 días) y fase de disipación o absorción (>14 días). La evolución cronológica de los patrones tomográficos pulmonares de adultos con COVID-19 se presenta a continuación.

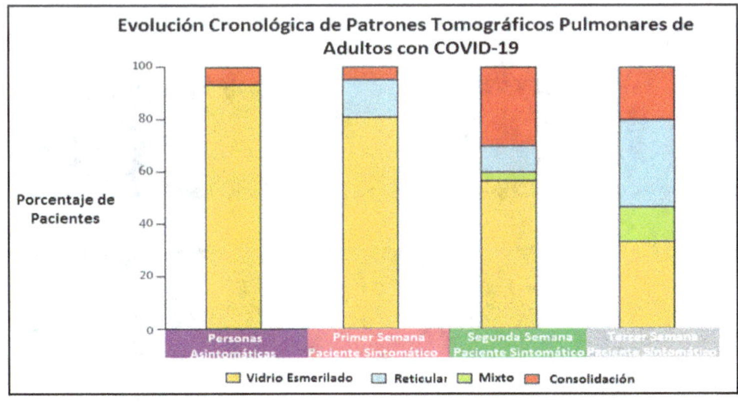

Durante el transcurso de la pandemia COVID-19 se han realizado diversos estudios tomográficos para estimar la severidad y el pronóstico de las personas con COVID-19, inicialmente se usaban escalas evaluadas por médicos, pero existía sesgo interobservador (sobrestimación o infraestimación) en la cuantificación del daño pulmonar, posteriormente se utilizó la tomografía cuantitativa en donde se aplicó inteligencia artificial (software) que cuantificaba de forma sistematizada el daño pulmonar. Lanza y cols. realizaron del 25 de enero al 28 de abril de 2020 un estudio de volumen de daño pulmonar utilizando tomografía cuantitativa asistida por computadora en donde participaron 222 pacientes hospitalizados COVID-19 en un hospital de Lombardi (Italia), con mediana de edad 66 años, de los cuales 75% tenían suplementación de oxígeno (29% con dispositivos de bajo flujo de oxígeno: 26% puntas nasales y 3% mascarilla facial; 26% con dispositivos de alto flujo: 16% mascarilla Venturi, 10% casco CPAP, 20% intubados con ventilación mecánica), utilizaron la plataforma de corte 3D (wwww.slicer.org) para la segmentación y cuantificación del volumen de daño pulmonar (con la cual cada estudio de cada paciente tardó 11 minutos en realizarse), concluyeron que: el volumen de daño pulmonar tuvo una significancia estadística de P <0.001 como el mejor predictor de pronóstico, valores de 6 a 23% de volumen daño pulmonar indicaban riesgo de suplementación de oxígeno y valores mayores de 23% indicaban alto riesgo para intubación. [73-76]

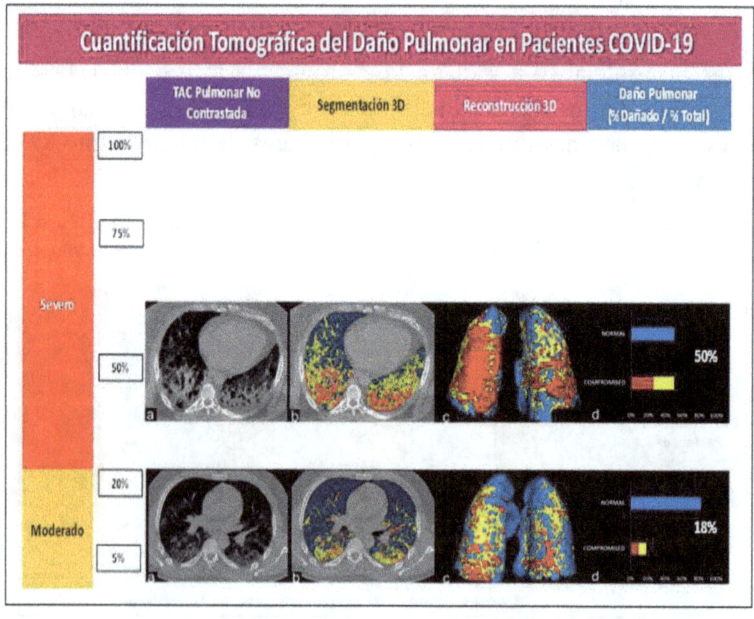

VACUNACION

Para finales julio del 2020 en México se consideró hacer la planeación epidemiológica del periodo de otoño e inverno, que incluía: la vacunación invernal contra neumonías (influenza, neumococo y coronavirus), la reactivación económica y el incremento de unidades hospitalarias (dada la sospecha de un incremento de casos y hospitalizaciones durante otoño e invierno). En relación a la vacunación invernal, las vacunas contra influenza y neumococo se licitaron oportunamente, pero la vacunación contra COVID-19 aún no se había gestionado debido a que para el 25 de agosto de 2020 existían 199 prototipos de vacuna contra el COVID-19, de las cuales 21 aún estaban en fase I, 13 en fase II, 8 en fase III y solo 2 habían sido aprobadas. Para febrero de 2021, diez vacunas habían sido autorizadas para uso público por al menos una autoridad reguladora competente. En la tabla 9 a continuación se presenta el estado que había en ese entonces de las vacunas contra COVID-19. [77-80]

Tabla 9. Estado Actual de Vacunas contra COVID-19 actualizado al 25 de agosto de 2020				
Tipo de Vacuna	**Laboratorio**	**Fase Actual**	**Dosificación**	**Vía de Administración**
Vacuna DNA	Genbio	I		
	Inovio Pharmaceuticals	I	2 dosis: 0, 28 dosis	Intramuscular
	Universidad de Osaka	I/II	2 dosis: 0, 14 días	Intramuscular
	Zysua Cadila Health Care Limited	I	3 dosis: 0, 28, 56 días	Intramuscular
	Consorcio Genexine	I	2 dosis: 0, 28 días	Intramuscular
Virus Inactivado	Instituto de Biológicos de Beijing-Sinopharm	III	2 dosis: 0, 14 días /0, 21 días	Intramuscular
	SINOVAC/ Instituto de Butantan	III	2 dosis: 0, 14 días	Intramuscular
	Instituto de Biológicos de Wuhan-Sinopharm	III	2 dosis: 0, 14 días / 0, 21 días	Intramuscular
	Instituto de Biología Médica de China	II	2 dosis: 0, 14 días	Intramuscular
	Bharat Biotech	I/II	2 dosis: 0,14 días	Intramuscular
	Merck	I		

Virus Vivo Atenuad o	**Universidad de Mehmet Ali Aydinlar**	**Pre clínica**		
	Vacunas Meissa	**Pre clínica**		
	Immunologicals de la India	**Pre clínica**		
	Codagenix	**Pre clínica**		
Vector Viral no Replican te	**Consorcio de: Instituto Jenner-Universidad de Oxford, Cobra Biologics-Halixbv-Merck-Astrazeneca-Vaccitech-Instituto Serum-Advent S.R.L.**	**III**	**1 dosis**	**Intramuscular**
	Cansino Biologics de Beijing-Consejo Nacional de Investigación de Canadá	**II/III**	**1 dosis**	**Intramuscular**
	Johnson-Johnson	**I/II**		
	Instituto Gamaleya	**I**	**1 dosis**	**Intramuscular**
	Jansen Pharmaceutical	**I**	**2 dosis: 0, 56 días**	**Intramuscular**
	Instituto Pasteur	**I**	**1-2 dosis: 0, 28 días**	**Intramuscular**
Sub unidad proteica	**Novavax**	**I/II**	**2 dosis: 0, 21 días**	**Intramuscular**
	Kentucky Bioprocessing	**I**	**2 dosis: 0, 21 días**	**Intramuscular**
	Universidad de Queensland	**I**	**2 dosis: 0, 28 días**	**Intramuscular**
	CloverBiopharmace uticals	**I**	**2 dosis: 0, 21 días**	**Intramuscular**
	Vaxine Pty Ltd	**I**	**1 dosis**	**Intramuscular**
	MedigenVaccine Biologics	**I**	**2 dosis: 0, 28 días**	**Intramuscular**
	Instituto Finlay de Vacunas de Cuba	**I/II**	**2 dosis: 0, 28 días**	**Intramuscular**
Vacuna RNA	**Moderna**	**III**	**2 dosis: 0, 28 días**	**Intramuscular**
	Biontech/Pfizer	**II/III**	**2 dosis: 0, 28 días**	**Intramuscular**
	Curevac	**II**	**2 dosis: 0, 28 días**	**Intramuscular**
	Anhui Zhifel Logcom Biopharmaceutical /Academia China de Ciencias	**II**	**2 dosis: 0, 28 días** **3dosis: 0, 28,56 días**	**Intramuscular**

	Colegio Imperial de Londres	I/II	2 dosis	Intramuscular
Partícula similar al virus	Medicago	I	2 dosis: 0, 21 días	Intramuscular

Los aspectos importantes de la vacunación contra COVID-19 son:

- El proceso de elaboración de vacunas habitualmente tarda 10 años, por lo cual resulto que las vacunas utilizadas en los años 2020 y 2021 fuesen las vacunas variantes de coronavirus (SARS-COV-1 y MERS) que se elaboraron en los años 2002 y 2003. Dichas vacunas serán usadas bajo el argumento que dichos coronavirus son 50 a 80% similares al SAR-CoV-2 (COVID-19).

- Las vacunas contra COVID-19 tienen que generar inmunidad (celular y humoral) contra las cepas más frecuentes que existen a nivel mundial. La amplia mutación de cepas de COVID-19 podría afectar la generación de inmunidad efectiva y duradera. Actualmente se desconoce la duración de la inmunidad que generan las vacunas contra COVID-19 y por ello también se desconoce el esquema de vacunación requerido para mantener inmunidad duradera contra COVID-19.

- Pocos laboratorios tuvieron la patente de las vacunas contra COVID-19, por lo cual habrá unos cuantos que produzcan la vacuna.

- Los laboratorios no podrán producir el 100% de las vacunas requeridas para toda la población mundial, por ello habrá escasez de vacuna lo cual generará que no toda la población se haya vacunado en el año 2020, aunado ello al sobreprecio de las vacunas.

- El costo estimado de cada vacuna contra COVID-19 es de 50 a 60 dólares, por lo cual México debió de haber gastado 6,400.000.000 a 7,680.000.000 de dólares para vacunar a toda su población, lo cual realmente del dinero invertido no se conoció como tal.

- Los estudios iniciales realizados de vacunas contra COVID-19 fueron hechos en población sana, por lo cual se desconocía el comportamiento de dicha vacuna en personas con co-morbilidades (diabetes mellitus, hipertensión arterial sistémica, cardiopatía, neumopatías crónicas, VIH-SIDA, Insuficiencia Renal Crónica, Obesidad, etc.), así como en niños y embarazadas.

- Inicialmente no se conocían los efectos adversos asociados a la vacunación contra COVID-19, ni la interacción de vacunas contra COVID-19, influenza y neumococo.

- En Europa invirtieron dinero para la producción de una vacuna combinada contra influenza y COVID-19.

- Las personas que ya tuvieron COVID-19 no van a querer vacunarse, debido al temor de una nueva re-infección y/o rehospitalización.
- Se considero que si los resultados de tamizaje poblacional de COVID-19 de julio a noviembre del 2020, reportaban que el 85% de la población tuviese serología positiva contra COVID-19, la vacunación será un gasto innecesario, por el hecho de ya considerarse haber adquirido inmunidad de rebaño. Aunado además a que posterior a tres meses de haberse infectado y/o enfermado, la cantidad de anticuerpos, no desaparecen del todo y perduran por 6-8 meses.
- El desarrollo de vacunas contra el COVID-19 fue el proceso por el cual varias empresas farmacéuticas y estados colaboraron y compitieron para llevar al mercado medicamentos que previniesen la enfermedad causada por el virus SARS-CoV-2.
- La carrera comenzó desde la secuenciación del virus en enero de 2020 y continúa en la actualidad, debido a que las continuas mutaciones del virus, han ido dejando obsoletas las distintas versiones de vacunas sacadas, al mercado, que a la fecha siguen siendo emergentes.
- Según la OMS, las vacunas COVID son en general seguras y eficaces en los niños y adolescentes, pero les aportan escasos beneficios sanitarios porque el impacto de la infección en esta población es muy leve.

En la tabla 10 a continuación se presenta las vacunas con las cuales se supone deberíamos contar actualmente en el 2024-2025 en nuestro país (México). [81-82]

Tabla 10. Vacunas contra COVID-19 Que se consideran disponibles en México al 2024.							
Vacuna candidata	Tecnología	Fase de Prueba	Dosis	Intervalo entre dosis	Edad de Inicio de Aplicación	Efectividad	Almacenamiento
Ad5-nCoVConvidecia (CanSino Biologics)	Vector de adenovirus recombinante tipo 5	Fase 4	1	No requiere	18 años	58% (enfermedad sintomática) 92% (enfermedad grave)	2-8°C
Ad26.COV2.S Janssen (Johnson & Johnson) (Janssen	Vector Viral no Replicante	Fase 3	1	No requiere	18 años	66%	2-8°C
AZD1222 Oxford-AstraZeneca (antes ChAdOx1 nCoV-19)	Vector de Adenovirus	Fase 4	2	8 – 12 semanas	18 años	72% (infección sintomática)	2-8°C
BBIBP-CorV Sinopharm (BIBP)	Virus Inactivado	Fase 3	2	4 semanas	18 años	79%	2-8°C
BBV152 Covaxin	Virus Inactivado	Fase 3	2		18 años	93%	2-8°C

BNT162b2 Pfizer-BioNTech	ARNm	Fase 4	2	3 – 6 semanas	12 años	95%	-70°C
CIGB-66 Abdala	Vacuna de Subunidades	Fase 3	2-3	14 a 28 días	5 años	¿?	---
CoronaVac Sinovac	Virus Inactivado más adyuvante	Fase 4	2	4-5 semanas	18 años	51% (infección sintomática) 100% (enfermedad grave y hospitalización)	2-8°C
Gam-COVID-Vac Sputnik V	Vectyor Viral no Replicante	Fase 3	2	3- 12 semanas	18 años	91.6%	-20 °C (líquida) 2-8 °C (liofilizada)
mRNA-1273 Moderna (Elasomerán)	dispersión de nanopartículas lipídicas que contiene ARN mensajero	Fase 3	2	4-6 semanas	18 años	94.5% (infección sintomática, enfermedad grave, hospitalización y muerte)	-20°C (6 meses) 2-8°C (30 días)
NDV-HXP-S ButanVac Patria HXP-GPOVac COVIVAC	Vector Viral o Inactivado	Fase 3	1	No requiere	Como refuerzo a partir de 18 años	¿?	2-8°C

Tanto las vacunas enlistadas en la tabla 9 como la 10, que se siguen utilizando, continúan siendo como *"vacunas de uso emergente"*, salvo la de Pfizer (BNT162b2), que fue aprobada por primera vez para uso comercial el 23 de agosto del 2021 y la de Moderna (mRNA-1273) que fue autorizada igual para uso comercial primeramente el 17 de junio del 2022, ambas aprobadas por la FDA (Food and Drug Administration) en los estados Unidos de Norte América.

Prácticamente desde el 2023, contamos con dos vacunas para su uso comercial (aprobadas por la FDA) en los Estados Unidos que son de: Moderna/Spikevax®

(Bivalent Original/Omicron BA.4-5 de: 100 µg [6-11 años] y 50 µg [>12 años]) y Pfizer/Comirnaty® (Bivalent Original/Omicron XBB.1.5 de: 10 µg [5-11 años] y 30 µg [>12 años]). Y que están autorizadas para personas a partir de los 12 años de edad, así como en cualquier etapa del embarazo y lactancia. En el momento actual dichas vacunas se han modificado o actualizado en su constitución en obvio de los cambios que a sufrido el virus en su genoma. Y como tal se supone deben iniciar a aplicarse en otoño de este año (formula 2024-2025)   Al momento actual (Septiembre del 2024), la FDA las ha autorizado tanto a Moderna/Spikevax® (autorizada en agosto-22-2024), y Pfizer/Comirnaty® (autorizada en agosto-28-2024), *para su uso emergente*, dado que las cuales se supone en su formulación añadieron el componente único correspondiente a la cepa de la variante Ómicron KP.2 del SARS-CoV-2, y que presumiblemente son más efectivas contra la infección (a corto plazo). Y se han recomendado pueden aplicarse a partir de los 6 meses de edad. Por igual ambos fabricantes elaboraron una vacuna JN.1, pero descubrieron que la KP.2 era mejor para inducir respuestas de anticuerpos contra las variantes actuales. Al parecer, la vacuna de Pfizer es probablemente mejor que la de Moderna para quienes tienen mayor riesgo de miocarditis (es decir, los hombres más jóvenes). No por ello, aún no sabemos su eficacia en humanos, pero las vacunas de Moderna y Pfizer proporcionaron aproximadamente un 60 % de protección adicional el otoño pasado.

Por otro lado, la vacuna proteica tradicional (Novavax [5 µg] – con adyuvante) que fue autorizado su uso de emergencia el 3 de octubre de 2023, para incluirse como fórmula 2023-2024. Esta vacuna con adyuvante y monovalente, se actualizo para incluir la proteína de pico del linaje de la variante ómicron del SARS-CoV-2 XBB.1.5 (fórmula 2023-2024), y se administraba a partir de los 12 años de edad, sin embargo, actualmente ya no está autorizada para su uso en los Estados Unidos. Y a pesar de que no se puede actualizar tan rápido se continúa trabajando con la FDA para una autorización de Uso de Emergencia (EUA) de la vacuna COVID-19 de fórmula 2024-2025 de Novavax (NVX-CoV2705). Esta vacuna está dirigida a la cepa JN.1 la "cepa madre" de las variantes que circulan actualmente y que ha demostrado reactividad cruzada contra los virus del linaje JN1, incluidos: KP.2.3 – KP.3 – KP.3.1.1 y LB.1. Como tal esta si se aprueba, será la única vacuna basada en proteínas disponible en los EE.UU. para ser aplicada a personas de 12 años y más para prevenir la COVID-19. Como tal muchos autores consideran que los efectos secundarios de las vacunas de ARNm pueden ser intensos, mientras que los de Novavax no lo son, y quizás, aunque no sabemos si Novavax funciona mejor (o peor) que las vacunas de ARNm, será una alternativa a considerar. [83-89]

RETOS Y PELIGROS DE LAS VACUNAS

Si bien es cierto que a la fecha no se tiene una vacuna como tal disponible para ser aplicada a la población general, tampoco se sabe bien a bien cuál de ellas es la mejor tanto en efectividad y eficacia. Aunado a ello existen ciertos factores de retos y peligros detectados en relación al desarrollo y elaboración de las mismas. Estos se señalan a continuación.

- No se conoce de forma real los marcadores de protección: Inmunidad humoral + celular.
- Las mutaciones del SARS-CoV-2, no se conoce si todas estarán contempladas (proteína de espícula), amén de que ello resultaría difícil.
- Las mutaciones pueden hacer a las vacunas menos inmunes o favorecer resistencia vacunal.
- En este caso no se podrán evitar los rebrotes (<u>porque no hay reinfecciones</u>) por eventos de recurrencia.
- Su eficacia y efectividad puede no ser la misma acorde a grupos etáreos y con diferentes comorbilidades.
- Esto seguramente se verá reflejado en cada vacuna por separado.
- Dependiendo de su plataforma de elaboración.
- Algunas tienen efectos indeseables, tales como:
    - ADE (Exacerbación de la enfermedad mediada por Auto Ac
    - VAER (Enfermedad respiratoria aumentada por la vacuna, condicionada por disposición de complejos inmunes).
- Los coronavirus producen un efecto llamado "Mejora inmunológica dependiente de Ac" Y que se favorece aún más con un segundo contagio del mismo virus o de otro virus. Un ejemplo de ello lo es el dengue clásico o epidémico que en un segundo contagio puede causar dengue hemorrágico.
- Igual se ha visto en la influenza sobre todo tipo "A" por lo que se ha considerado que la vacuna contra la influenza podría favorecer un cuadro de COVID-19 grave:
    - Si la vacuna anual no cubre las cepas circulantes.
    - Las vacunas también producen una gran cantidad de anticuerpos no neutralizantes, lo que pudiese condicionar que si la persona se expone a una infección natural esto puede ser más contraproducente que beneficioso y aumentar el riesgo de una enfermedad más severa. Se ha visto que las

vacunas que inducen más producción de Th2 que Th1 pueden favorecer la acumulación de eosinófilos y ello causar una reacción alérgica, condicionando exacerbación de la enfermedad respiratoria. Igualmente, en pacientes con compromiso inmunológico de moderado a grave favorecido por ciertas comorbilidades o la toma de ciertos fármacos o estar bajo tratamientos inmunosupresores es en quienes es poco probable que presenten una respuesta inmunitaria adecuada a la vacunación contra la COVID-19. [90-92]

CAMBIOS EN LAS DEFINICONES

A nivel mundial la definición operacional de casos COVID-19 ha tenido muchas modificaciones. Debido a que todas las publicaciones de series de casos, revisiones y meta-análisis clasifican los casos confirmados de COVID-19 (casos asintomáticos, leves, moderados, severos, defunciones y recuperados), el 29 de julio de 2020 la OMS y la Organización Panamericana de la Salud (OPS) publicaron una guía en donde considera que el COVID-19 no es solamente patología respiratoria y además clasifica a los pacientes adultos COVID-19 positivos como no complicados (leves) y casos complicados (moderados y graves) tomando en cuenta cuadro clínico, co-morbilidades existentes, estudios de laboratorio, estudios de imagen, existencia de complicaciones (pulmonares y extra pulmonares) y existencia de co-infecciones. La tabla 11 resume todos los criterios que se han estado utilizando en niños y adultos COVID-19. [3,24,65, 93-103]

Tabla 11. Clasificación de pacientes COVID-19						
Criterio Diagnóstico	**Caso Confirmado COVID-19**					
	Asintomático	**Sintomático**				**Defunción**
		Leve	**Moderado**	**Severo**	**Recuperado** *******	
Existencia de Antecedente Personal de COVID-19	No				Si	Si
***Asociación Epidemiológica (Contacto con persona con prueba PCR COVID-19 positiva en últimos 14 días)**	Si					
****Existencia de Sintomatología COVID-19**	No	Si			Si	No
Saturación de oxígeno sin oxigeno (paciente previamente sano)	>93%	81-92%		<80%	>88%	No
Adultos: pa02/FIO2	>200	100-200		<100		

<table>
<tr>
<td>En niños: Índice de Saturación de Oxígeno (FIO2 X PMVA X 100/Sp02)</td>
<td colspan="2">5-7.5</td>
<td>7.5-12.3</td>
<td>>12.3</td>
<td colspan="2" rowspan="2">No se realiza</td>
</tr>
<tr>
<td>En niños: Índice de Oxigenación (FIO2 X PMVA X 100/pa02)</td>
<td colspan="2">4-8</td>
<td>8-16</td>
<td>>16</td>
</tr>
<tr>
<td>***Existencia de signos de alarma que justifiquen hospitalización</td>
<td colspan="2">No</td>
<td colspan="2">Si</td>
<td>No</td>
<td>No</td>
</tr>
<tr>
<td>****Resultado de PCR-COVID-19 en: nasofaringe, saliva, heces, sangre, líquido cefalorraquídeo, orina.</td>
<td colspan="4">Positivo</td>
<td>83% negativizan antes del mes</td>
<td>Positivo</td>
</tr>
<tr>
<td>Resultado de serología contra COVID-19</td>
<td colspan="4">IgM (+) IgG (–) ó IgM (+) IgG (+)</td>
<td>IgM(-) IgG (+)</td>
<td>IgM (+)</td>
</tr>
<tr>
<td>Anticuerpos específicos contra COVID-19</td>
<td colspan="4">Positivo</td>
<td>Negativo</td>
<td>Positivo</td>
</tr>
<tr>
<td>Existencia de patrón paraclínico hiperinflamatorio protrombótico (IL-6, Ferritina, Dímero D)</td>
<td colspan="2">No requiere</td>
<td>No</td>
<td>Si</td>
<td>No</td>
<td>No</td>
</tr>
<tr>
<td>Patrón clínico inflamatorio multisistémico</td>
<td colspan="3">No</td>
<td>SI</td>
<td colspan="2">No</td>
</tr>
<tr>
<td>Porcentaje total de daño pulmonar en tomografía pulmonar (adultos)</td>
<td>No requiere</td>
<td>Bilateral <6%</td>
<td>Bilateral 6-23%</td>
<td>Bilateral >23%</td>
<td>Fibrosis y microtrombosis</td>
<td>Bilateral >40%</td>
</tr>
<tr>
<td>*****Existencia de complicaciones graves</td>
<td colspan="2">No</td>
<td>Falla Respiratoria</td>
<td>Si</td>
<td>No</td>
<td>No</td>
</tr>
<tr>
<td>Manejo</td>
<td colspan="2">Ambulatorio</td>
<td colspan="2">Hospitalario</td>
<td colspan="2">Ambulatorio</td>
</tr>
</table>

*se debe interrogar sobre la existencia de familiares cercanos (padre, madre, hermanos, abuelos, etc.) con COVID-19 positivo (asintomáticos, leves, hospitalizados y fallecidos). Las personas con COVID-19 severo tienen en muchas ocasiones familiares cercanos que estuvieron hospitalizados o fallecieron por COVID-19.

**Los síntomas de COVID-19 en niños y adultos son: fiebre, fatiga, tos, cefalea, mareos, ageusia, anosmia, mialgias, odinofagia, disnea, diarrea, dolor abdominal agudo, náuseas, vómito, crisis convulsivas, conjuntivitis, signos cutáneos (vasculitis, petequias, lívido reticularis, rash eritematoso, urticaria, lesiones necróticas, rash morbiliforme, vesículas, sabañones), hemoptisis. En adultos con COVID-19 se ha presentado muy frecuentemente la hipoxemia feliz (hipoxemia severa sin signos de dificultad respiratoria). Los síntomas más frecuentes en pacientes adultos recuperados de COVID-19 son: fatiga(71%), cefalea (61%), tos (61%),disnea de esfuerzo (29%), alopecia, urticaria. Al momento actual no se ha descrito en la literatura médica síntomas COVID-19 en niños recuperados.

***Signos de alarma: cianosis, apnea, taquipnea, tiraje intercostal, disociación toraco-abdominal, aleteo nasal, alteración de estado de alerta, irritabilidad, anorexia, alteración de la marcha, parálisis de extremidades, palidez, datos de deshidratación moderada o severa, hipotensión arterial, llenado capilar de más de 3 segundos, coloración marmórea de piel, extremidades frías, confusión, letargo, crisis convulsivas en pacientes epilépticos, hiperglucemia, hematuria, proteinuria, elevación de bilirrubina y transaminasas.

****La sensibilidad y especificidad de prueba PCR COVID-19 varían del 30 al 94% por lo cual puede dar falsos negativos debidos a: poca carga viral en personas asintomáticos en periodo de incubación(sensibilidad durante primer semana posteriores a inicio de síntomas: 67% PCR, IgM 29%, IgG 19%, durante la segunda semana 54% PCR, 73% IgM, 54% IgG, durante días 15 a 39: 45% PCR, 94% IgM, 80% IgG), la severidad del cuadro del COVID-19 (entre mayor es la severidad es mayor la carga viral), mala toma de muestra, la marca de laboratorio que produce la prueba PCR-COVID-19, el sitio de toma de muestra (**29% en heces, 31.7-32% de orofaringe, 62.5-63% de nasofaringe, 69.2-72% de esputo, 93.3%%% de lavado bronquial de persona intubada). Por ello todo paciente con neumonía, con PCR-COVID-19 negativa y TAC positivo a COVID-19 debe ser manejado como paciente COVID-19 y repetir la prueba en 7 días.** Wu y cols. reportaron que, en Wuhan, China 16.7% (10/60 pacientes) de los pacientes adultos egresados de hospitalización por COVID-19 estaban asintomáticos y persistían con prueba PCR-COVID-19 positiva en nasofaringe y anal por 4 a 56 días posteriores al egreso hospitalario y que el 83% negativiza antes de los 24 días. Solamente dos pacientes requirieron nueva hospitalización. Está documentado que las pruebas serológicas pueden presentar reactividad con otros coronavirus humanos (HKU, OC43, NL63 y 229E), SARS-CoV1, MERS-CoV y otros coronavirus endémicos por lo cual las personas COVID-19 pueden dar falsos positivos persistentemente y estar asintomáticos.

*****Las complicaciones de COVID-19 son: neumonía, síndrome hiper inflamatorio multisistémico, síndrome de insuficiencia respiratoria progresiva aguda (SIRPA), arritmias cardiacas, prolongación del QT, miocarditis, sepsis viral, edema pulmonar, choque (séptico, cardiogénico), insuficiencia cardiaca aguda, insuficiencia renal aguda, insuficiencia hepática, falla multiorgánica, derrames (pleural, pericárdico, cerebral), trombosis arterial y venosa (pulmonar, cardiaca, cerebral, mesentérica, extremidades, etc.), meningoencefalitis, síndrome de Guillan Barré, encefalopatía necrotizante aguda, síndrome hemorragia posterior reversible, cerebelitis, parkinsonismo postencefalítico, ataque isquémico transitorio, rabdomiólisis, sangrado de tubo digestivo, cetoacidosis diabética, cetosis euglucémica, hiperpotasemia, hiponatremia, hipernatremia, acidosis metabólica, trombocitopenia, hipoalbuminemia y síndrome similar a preclampsia inducido por COVID-19.

******Los CDC de Estados Unidos de América encontraron que un 35% de las personas recuperadas persistían sintomáticas y con prueba COVID-19 positiva entre las 2 a 3 semanas posteriores al diagnóstico de COVID-19.A los 14 a 21 días posteriores al diagnóstico de COVID-19 no existió una recuperación de la salud previa al COVID-19 de acuerdo a la edad de las personas (26% en personas de 18 a 34 años, 32% en personas de 35 a 49 años y 47% en personas mayores de 50 años y al número de enfermedades crónicas existentes previos al COVID-19. Greenhalgh y cols consideran que este periodo recuperación dura de 3 semanas a 3 meses posteriores al inicio de síntomas. Los pacientes recuperados de COVID-19 moderado o severo se les realizan tomografía de seguimiento para ir viendo su evolución.

Un fenómeno que ha llamado mucho la atención es la hipoxemia feliz o silenciosa que se presenta muy frecuentemente en adultos con COVID-19 y hasta el momento actual no se ha descrito en niños. La hipoxemia feliz se caracteriza por cifras de PaO_2 de 36 a 46 mm Hg sin datos de dificultad respiratoria ni disnea ni aumento de la ventilación alveolar por lo que presentan cifras de $paCO_2$ se mantienen en cifras de 34 a 41 mm Hg. Dicha hipoxemia feliz no es exclusiva del COVID-19, también se presenta en pacientes con atelectasias, cortocircuitos intrapulmonares (malformación arteriovenosa), cortocircuitos intracardiacos de derecha a izquierda. Este fenómeno se debe a:

- Desviación de la curva de la disociación de la hemoglobina a la izquierda debida a: la presencia de periodos de hipocapnia en donde la afinidad de la hemoglobina por el oxígeno y la saturación de oxígeno se incrementan para un determinado valor de Pa02 y a la ferroptosis debida a la inflamación generada por un incremento de peligroso del hierro (Fe^{3+})de los grupos heme de la hemoglobina produce liberación de grandes cantidades de ferritina sérica que se une a los metales libres para reducir el daño tisular.
- Cortotocircuitos intrapulmonares que se deben a edema pulmonar, pérdida de surfactante, colapso alveolar, atelectasias que generan áreas perfundidas, pero no ventiladas.
- Vasoplegia relativa de la vasoconstricción arterial pulmonar en respuesta a la hipoxia, prostaglandinas, bradiquininas, citocinas.
- Desregulación del sistema renina angiotensina que incrementa los valores séricos de la angiotensina II conforme incrementa la carga viral de COVID-19.
- Microtrombosis intravascular debido a inflamación aguda y daño endotelial.
- Capacidad de difusión alterada por piroptosis viral (30.4% en casos leves, 42.4% en neumonías y 84.2% en neumonías severas).
- El centro respiratorio no censa porque existe normocapnea. [102,104]

En México las definiciones operacionales sobre casos sospechosos de COVID-19 han cambiado en diferentes ocasiones acorde a como se movió la pandemia y se identificaron casos, para el 24 de agosto del 2020, mediante un comunicado oficial de la DGE (Dirección General de Epidemiología) llevo a cabo la *Actualización de la Definición Operacional de Caso Sospechoso de Enfermedad Respiratoria Viral*" que incluye COVID-19 contemplaba lo siguiente: [105]

Caso sospechoso de Enfermedad Respiratoria Viral: Persona de cualquier edad que en los últimos 10 días haya presentado al menos uno de los siguientes signos y síntomas mayores: **tos, fiebre, disnea** (dato de gravedad) **o cefalea** *. Acompañados de al menos uno de los siguientes signos o síntomas menores: Mialgias, artralgias, odinofagia, escalofríos y dolor torácico, rinorrea, anosmia, disgeusia y conjuntivitis.

Y para Enero del 2024 se actualiza nuevamente la definición operacional para la vigilancia epidemiológica de la enfermedad respiratoria viral, para caso sospechoso, la cual se deja como: [106]

Caso sospechoso de Enfermedad Respiratoria Viral: Persona de cualquier edad que en los últimos 5 días para casos de ETI (Enfermedad Tipo Influenza) [Ambulatorios]) y en los últimos 7 días para casos IRAG (Infección Respiratoria Aguda Grave **

[Hospitalizados]) que haya presentado al menos uno de los siguientes signos y síntomas: tos, fiebre o cefalea. Acompañados de al menos uno de los siguientes signos o síntomas:

- Disnea
- Mialgias
- Conjuntivitis

- Artralgias
- Odinofagia

- Escalofríos
- Dolor torácico

- Rinorrea
- Polipnea

- Anosmia
- Disgeusia

* En menores de cinco años de edad, la irritabilidad puede sustituir a la cefalea.

** Datos de gravedad: disnea y/o dolor torácico

El 23 de marzo del 2020, el IMSS (Instituto Mexicano del Seguro Social) dentro de su definición de caso sospechoso, considero a cualquier persona de cualquier edad que en los últimos 7 días haya cursado con al menos dos signos y síntomas. [107] Como tal dicha definición operacional de casos sospechosos de COVID-19, del 2020, acorde con el IMSS, dejaba fuera de las recomendaciones de vigilancia de la COVID-19 al 36% de los casos sintomáticos que asistían a los módulos de urgencias y por tanto, se perdió la oportunidad de romper la cadena de contagios de forma oportuna y temprana. Sin embargo, con los acontecimientos se modificó el número de días y de signos y síntomas para considerarse sospechoso, y actualmente para el 2024 se ha mantenido el considerar a cualquier persona de cualquier edad que en los últimos 5 días haya tenido signos o síntomas de ETI. [105]

De igual manera en otros países del mundo se han generado ciertas consideraciones en cuanto a esta definición operacional. Tales definiciones se muestran en la tabla 12 a continuación. [107-108]

Tabla 12. Definiciones Operacionales de COVID-19 en Diferentes partes del Mundo.

	México 24-Marzo-2020	México 24 Agto-2020	Argentina	CDC	ECDC	Irlanda
Manifestaciones clínicas	Fiebre	Fiebre	Fiebre	Fiebre	Fiebre	Fiebre
	Tos	Tos	Tos	Tos	Tos	Tos
	Cefalea	Cefalea		Cefalea		
	Disnea	Disnea	Disnea	Disnea	Disnea	Disnea
	Artralgias	Artralgias				
	Mialgias	Mialgias		Mialgia		
	Odinofagia	Odinofagia	Odinofagia	Odinofagia		
	Rinorrea	Rinorrea				
	Conjuntivitis	Conjuntivitis				
	Dolor torácico	Dolor torácico				
		Anosmia	Anosmia	Anosmia	Anosmia	Anosmia
		Disgeusia	Disgeusia	Disgeusia	Disgeusia	Disgeusia
		Escalofrío		Escalofrío		
Criterios mínimos	7 días*	10 días*	14 días**	14 días**	14 días**	14 días**
	2 Mayores	1 Mayor	2 Criterios	1 Mayor	1 Criterio	1 Criterio
	y 1 Menor	y 1 Menor		o 2 Menores		o 1 Criterio

Signos Mayores

Signos Menores

*Considera la presencia de signos y síntomas en los últimos 7 días.
**Se considera la asociación epidemiológica en los 14 días previos al inicio de síntomas.

CDC: Centros de Control de Enfermedades (Atlanta-USA).

ECDC: Centro Europeo para la detección y Control de Enfermedades.

De acuerdo con la OMS desde el 22 de Julio del 2022 se manejan las siguientes definiciones, en el entendido de que aunque COVID-19, define la enfermedad sintomática causada por el SARS-CoV-2, los casos que se presentan en estos criterios cumplen una de dos definiciones alternativas tanto de caso confirmado, caso probable y caso sospechoso de infección por SARS-CoV-2, acorde a los informes de vigilancia internacional: [109]

1.- CASO CONFIRMADO:

a) Una persona con una prueba de amplificación de ácidos nucléicos (NAAT) positiva, independientemente de los criterios clínicos o criterios epidemiológicos. b) Una persona que cumple criterios clínicos y/o criterios epidemiológicos (caso sospechoso A) con una prueba de antígeno para SARS-CoV-2-RDT [Rapid Diagnostic Test] de uso profesional o de auto prueba positiva.

2.- CASO SOSPECHOSO

A: Una persona que cumple con los criterios clínicos o epidemiológicos:

Criterios clínicos: Aparición aguda de fiebre Y tos (ETI)

O

Aparición aguda de CUALQUIERA DE TRES O MÁS de los siguientes signos o síntomas: fiebre, tos, debilidad/fatiga general1, dolor de cabeza, mialgia, dolor de garganta, coriza, disnea, náuseas/diarrea/anorexia.

O

Criterio epidemiológico: Contacto de un caso probable o confirmado, o vinculado a un grupo de casos de COVID-19.

B: Un paciente con enfermedad respiratoria aguda grave. (IRAG: infección respiratoria aguda con antecedentes de fiebre o fiebre medida de $\geq 38°C$; y tos; con inicio dentro de los últimos 10 días; y requiere hospitalización).

C: Una persona:

I.- Sin signos ni síntomas clínicos o que cumplan criterios epidemiológicos.

II.- Con una prueba positiva de uso profesional o autoprueba SARS-CoV-2 Antigen-RDT.

3.- CASO PROBABLE: DOS OPCIONES

A: Un paciente que cumple los criterios clínicos Y es un contacto de una persona probable o caso confirmado o vinculado a un grupo de casos de COVID-19.

B: Muerte, no explicada de otra manera, en un adulto con dificultad respiratoria previa a su muerte y quién fue contacto de un caso probable o confirmado o vinculado a un grupo de casos de COVID-19.

SITUACIONES DE REINFECCION VS REBROTES

Se ha especulado mucho respecto a que se han reportado casos de personas que se han reinfectado, lo cual ha causado dentro de la población una situación tanto de angustia y alarma sobre todo en aquellas que ya cursaron con un cuadro de COVID-19, y consideran volverán a infectarse y enfermar de nueva cuenta. Por lo cual es conveniente aclarar este concepto. Hablamos de reinfección cuando una persona cae en recurrencia de un mismo proceso infeccioso afectando el mismo sitio anatómico (pulmón, cerebro, riñón, etc.) tras un periodo más o menos largo de ausencia de enfermedad. Por lo que para el caso de esta pandemia hablaríamos de que esta recurrencia de reinfección sería por el COVID-19, pero seguramente por otra cepa de éste virus; como sucede en los procesos bacterianos que se presenta recurrencia de la infección pero por otro microorganismo, en estos casos el tiempo promedio de aparición son después de 2 semanas y antes de 6 meses de haber terminado un tratamiento efectivo. Para el caso de COVID-19 no se tiene un tiempo bien determinado.

Si el caso llegase a comprobarse que un mismo paciente se enfermó las dos veces por el mismo serotipo y/o cepa de COVID-19 entonces estaríamos hablando de una infección recidivante, igual que como sucede con los procesos bacterianos. Afortunadamente a la fecha no se han registrado casos de pacientes enfermos de COVID-19 que hayan tenido una recrudescencia, o sea la reaparición de signos de infección durante el tratamiento del proceso agudo. Es probable que la comunidad incluso médica como la general esté mal interpretando a la reinfección como lo define el diccionario médico de los especialistas de la Clínica Universidad de Navarra, que dice que es una segunda infección con un microorganismo igual u otro semejante, y al decir igual se está considerando que es la misma cepa y el mismo serotipo anterior que causo el COVID-19.[108, 110-111]

En cuanto a los rebrotes

Para el director de la OMS (Tedros Adhanom Ghebreyesus), algunos jóvenes bajaron la guardia en la reapertura de actividades, lo que ha derivado en el aumento de casos al levar el virus a sus casas y por ende contraer ellos mismos la enfermedad. Así también como el hecho de que ya desde hace unos años "demasiados" países hayan "descuidado" sus sistemas sanitarios más básicos, los cuales son la "base" para responder a posibles brotes de enfermedades infecciosas.

RECONVERSION NACIONAL

A nivel mundial la reconversión y reactivación económica fue un tema prioritario debido a que la pandemia COVID-19 genero un importante incremento de gastos sanitarios, redistribución del presupuesto gubernamental y al mismo tiempo causo pérdidas económicas severas, lo cual obligo al desconfinamiento parcial para poder incrementar tanto la producción como la venta de productos y servicios, con lo cual las empresas pudiesen solventar sus gastos (nómina de personal, insumos, seguros, renta de locales, impuestos, pago de servicios (agua, luz, predial, etc.) y con el gobierno, se tenga dinero a través de impuestos. El tiempo estimado de recuperación de la economía mundial se consideró de 5 años (para él 2025-2026). En la tabla 13 se presenta una propuesta para reconversión y reactivación económica que pudo haberse llevado a cabo en nuestro país (México). No obstante que algunos de ellos se pusieron en acción, muchos otros, debido a la situación política de nuestro entorno, liderada por gente con intereses personales, enfocados en megaproyectos y no en salud, no tomo en cuenta muchas de las recomendaciones emitidas por diferentes "expertos" en su momento sobre medidas de contención, detección y reconversión frente a la infección por SARS-CoV-2 vs enfermedad de la COVID-19.

<table>
<tr><td colspan="3" align="center">Tabla 13. Propuesta de líneas de acción y estrategias de reconversión y reactivación económica
para periodo Agosto 2020 a Febrero 2021</td></tr>
<tr><td align="center">Línea de Acción</td><td align="center">Estrategia</td><td align="center">Descripción</td></tr>
<tr><td rowspan="8">Estabilidad monetaria</td><td>Bonos de deuda a mediano y largo plazo</td><td>Ofrecer a los empresarios y ahorradores bonos de deuda con altos rendimientos evitan que la gente retire su dinero del país. En México durante la pandemia COVID-19 se han vendido bonos de deuda a 30 años a pagar en dólares, euros, libras, etc.</td></tr>
<tr><td>Fondos de inversión gubernamentales en criptomonedas</td><td>Permite obtener dinero de inmediato para obra pública y generación de empresas gubernamentales que permiten obtener a corto plazo dinero.</td></tr>
<tr><td>Acciones de empresas gubernamentales de obra pública</td><td>La venta de acciones de proyectos de obra pública evita que la gente retire su dinero del país y además permite obtener dinero para la realización de obra pública.</td></tr>
<tr><td>Renegociación de deudas</td><td>La renegociación de deudas permite tener dinero para el momento actual.</td></tr>
<tr><td>Seguridad Nacional</td><td>El mantenimiento de la paz y la seguridad nacional evita fuga de dinero a otros países.</td></tr>
<tr><td rowspan="3">Mantenimiento del poder adquisitivo de la población</td><td>Tanto la inflación como la pandemia COVID-19 generan disminución del poder adquisitivo de la población, por ello para que las empresas puedan sobrevivir se requiere que la mayoría de la población tenga dinero para poder realizar compras. La reducción del costo de la gasolina, el mantenimiento del costo de la canasta básica, decreto para fijar el tope del costo de: colegiaturas, trasporte de personas y renta de vivienda urbana, no incrementar impuestos, la reducción del 50% de impuesto sobre la renta de personas físicas y morales mantiene temporalmente (un año) el empleo y el poder adquisitivo.</td></tr>
<tr><td>El gobierno puede reducir impuestos a constructoras y fabricantes de construcción para que se construya vivienda a menor costo.</td></tr>
<tr><td>Compra de vivienda nueva o usada a través de la fusión de todos los créditos gubernamentales (INFONAVIT, FOVISSSTE) que tengan derecho (padres, hijos o amigos). Todos quedan</td></tr>
</table>

		como copropietarios y a cada quien se le realiza el descuento vía nómina por 20 años.
	Liquidez gubernamental	El gobierno tiene que tener dinero en efectivo para poder pagar todo. Idealmente dicha liquidez tiene que realizarse sin el endeudamiento a través de créditos, sin embargo, la obtención de créditos permite liquidez inmediata, pero una parte de este dinero tiene que usarse para generar dinero para poder pagar dicho crédito. La subasta de bienes incautados también permite la obtención de dinero (pero en mucho menor cantidad).
Redistribución de presupuesto gubernamental	Eliminación de gastos innecesarios	Se eliminan áreas gubernamentales que realizan duplicidad de funciones.
		El ejército puede realizar el almacenaje y distribución de gasolina, de medicinas, etc. con lo cual se evitan robos y además se evita pagar a empresas privadas por realizar dicho servicio.
		El ejército puede realizar reparación de escuelas, hospitales, vía pública, con lo cual se evita pagar a empresas privadas para dicho servicio.
		Sustitución de libros impresos de todos los niveles escolares impresos por libros en línea en bibliotecas digitales.
		La reducción del 70% del presupuesto a partidos políticos permite ahorrar dinero que permite generar empresas gubernamentales que generen dinero y además tener dinero para el sector salud.
	Fiscalización a proyectos de investigación	Solamente las investigaciones que generen patentación de productos o servicios recibirán presupuesto gubernamental.
	Generación de productos o servicios usando el dinero de programas sociales	Todas las personas que reciben dinero de programas sociales gubernamentales (apoyo de madres solteras, apoyo por discapacidad, apoyo por edad avanzada, jóvenes construyendo el futuro, bienestar, etc.) se ubican en empresas que produzcan dinero e impuestos a corto plazo a través de la producción y comercialización productos o servicios tales como: electricidad en granjas de paneles solares, elaboración de ropa a partir de PET, elaboración de medicinas, etc. EL gobierno compra dichos

		productos o servicios a precios menores a lo habitual ya que el gobierno estaría pagando una parte del sueldo del personal.
Incremento del dinero al sector salud público	Incremento de cuotas de servicios de salud	El incremento de cuotas de servicios de salud de forma tripartita (patrón, el trabajador y la aportación gubernamental) permiten que el sector salud tenga más dinero para comprar insumos, rentar áreas físicas, contratar personal, etc. La secretaria de hacienda haría el descuento directo al presupuesto de cada institución gubernamental y se lo otorgaría a ISSSTE.
	Compra consolidada de medicamentos genéricos de todo el sector salud	En el mes de junio de 2020 la Organización para la Cooperación y Desarrollo Económico (OCDE) publicó las recomendaciones a realizar en el sector salud de América Latina para hacer frente a la pandemia actual. Una de estas recomendaciones fue que el 85% de los medicamentos que se usen en el sector salud sean genéricos. Otra recomendación fue el evitar la corrupción en la compra de medicamentos.
	Incremento de la edad de jubilación	En México las jubilaciones son pagadas por el IMSS o el ISSSTE, por ello el incremento de la edad evita tener que pagar dinero en este momento por este concepto.
	Condonación de impuestos de servicios	Durante la contingencia se condonan el 100% de impuestos de servicios (agua, luz, predial, telecomunicaciones) a todas las unidades médicas públicas.
	Reducción de impuesto sobre la renta a trabajadores de la salud	El incremento de sueldo a expensas de la reducción del impuesto sobre la renta en un 80% a todos los trabajadores del sector de salud público permite que el personal quiera seguir trabajando y tenga dinero para seguir comprando su equipo de protección personal y pagar transporte privado para evitar agresiones.
	Reducción del 60% de sueldo al personal vulnerable que cobra sin trabajar	De marzo a julio de 2020 el gobierno pagó licencias con goce de sueldo por vulnerabilidad al 40 al 60% de los trabajadores, por ello se requiere decreto oficial para que si dicho personal no regresa a laborar tendrá una reducción del 60% de su sueldo, para que con el

		dinero obtenido se pueda contratar personal suplente que atienda pacientes.
Incremento de la recaudación gubernamental	Fiscalización de Organizaciones no gubernamentales	El gobierno permite la deducción de impuestos de dinero otorgado a diversas organizaciones no gubernamentales, colegios, academias, asociaciones civiles, etc.. Se tiene que supervisar fiscalmente todos los resultados de las actividades que realizan las organizaciones no gubernamentales. Se eliminarán todas las organizaciones que no tengan resultados de impacto que beneficien a la sociedad, con lo cual dicho dinero llegaría al gobierno.
	Sustitución del dinero en físico por criptomoneda continental	La implementación de criptomonedas simplifica el comercio electrónico, elimina al dinero como fómite, elimina la corrupción, elimina la evasión de impuestos, elimina el comercio informal que no paga impuestos e incrementa la recaudación de impuestos a través del incremento del número de personas que pagan impuestos. En China y algunos países europeos ya empezaron a implementar dicha estrategia.
	Incremento de la población que paga impuestos	Se vincula la plataforma de nacionalidad o del padrón electoral con la secretaria de hacienda y el servicio médico con lo cual toda persona mayor de 18 años de edad que este viva tendrá que pagar impuestos. Quedan excluidas personas con: discapacidad (irreversible, severa y crónica), personas físicas sin actividad empresarial mayores de 60 años de edad, personas de 18 a 25 años de edad que estudien.
	Cobro de adeudos de impuestos a personas físicas y morales	La implementación de un programa de embargo ante la falta de pato de impuestos produce que no haya adeudos.
	Impuesto del 5% a remesas	Las remesas son la principal fuente de ingresos
	Reconversión industrial	Las industrias mexicanas producen artículos de primera necesidad para la pandemia (vacunas, medicinas, equipo de protección personal, ropa de hospitales, uniformes, ventiladores, camas, etc). El gobierno les compra dichos productos a las industrias mexicanas con lo cual se evita demoras en la adquisición de insumos y que las industrias mexicanas quiebren por falta

		de ventas. Lo cual permite que el gobierno siga recibiendo impuestos de dichas industrias.
	Decreto para cambio de años de cárcel por multa económica	El gobierno imparte justicia cobrando multas económicas a todas las personas que resulten culpables de un juicio. Con lo anterior se evita que haya gente en cárceles cuya manutención cuesta y no producen ningún beneficio a la sociedad.
	Plataforma electrónica para pago de impuestos por compras de bienes de segundo uso	El cobro de impuestos derivados de la compra-venta de bienes de segundo uso (propiedades, vehículos, etc.) genera mucho dinero.
Contención de daños	Seguros de vida	Programa de actualización de actualización de datos de beneficiarios de seguros de vida.
	Seguros de quiebra de empresas	Decreto para que todas las empresas tengan seguro de quiebra vigente.
	Convenio con aseguradoras de gastos médicos y bancos	El gobierno reduce el 80% de impuestos a aseguradoras de gastos médicos a cambio de que bajen los costos de hospitalización para que puedan ser accesibles a la mayoría de la población a través de créditos bancarios con tasas de interés del 12% anual. Lo anterior permite durante el periodo invernal incrementar de inmediato el número de hospitales (equipados y con personal).
	Programa de testamentos gratuito	Debido a que muchas personas están muriendo por la pandemia sin elaborar testamentos se generan muchos problemas, por lo cual se requiere que se elaboren testamentos antes de que fallezcan. Se expide decreto para que los video testamentos tengan validez oficial (los cuales se puedan realizar usando celulares en hospitales)
	Pensiones por viudez u orfandad	Programa de actualización de actas matrimoniales y de actas de nacimiento para evitar problemas de pensiones por viudez u orfandad.
	Digitalización de trámites bancarios y gubernamentales	Las plataformas digitales permiten realizar trámites (pensiones, créditos, pagos, agendación de citas, actas de nacimiento, actas de defunción, certificados escolares, cédulas profesionales, cursos de capacitación, licencias de conducir, credencial de elector, votaciones electorales, etc.) de forma segura (evitando contagios) y ágil.

	Programa de anticoncepción	Difusión en medios de comunicación que se recomienda la utilización de métodos anticonceptivos para no generar huérfanos (lo cual implica el otorgamiento de métodos anticonceptivos en unidades médicas.)
	Suspensión definitiva e irrevocable de servicio médico a quien agreda al personal del sector salud	Debido al incremento de casos de agresiones al personal de salud, se requiere que se modifique la ley Federal de Salud para que se especifique que toda persona que agreda al personal de salud pierda de forma definitiva e irrevocable el derecho al servicio médico de todo el sector salud.
	Indemnización por COVID-19 por accidente de trabajo en unidades médicas	Conforme a la ley federal del trabajo vigente el gobierno tendrá que pagar indemnización al personal de salud que sea dictaminado como accidente de trabajo por COVID-19. Se dictaminará como improcedente toda persona que no haya laborado de marzo a julio de 2020 y haya adquirido COVID-19.
	Esquema completo de vacunación no COVID-19 a toda la población	El esquema completo de vacunación permite que toda la población no tenga co-infecciones que requieran hospitalizaciones durante el periodo invernal.
	Vacunación COVID-19	Se comprarán vacunas COVID-19 que sean inmunogénicas y seguras para toda la población.
	Aislamiento en casa hasta febrero 2021 de: embarazadas, niños menores de 10 años de edad y personas mayores de 60 años de edad.	El aislamiento en casa evita que la gente se enferme y que requiera hospitalización.
	Hospedaje de personas que fueron hospitalizadas por COVID-19	Las personas egresadas de hospitalización por COVID-19 continúan contagiando a las personas por lo cual se requiere que se hospeden en hoteles por 14 días posteriores a su egreso hospitalario.
Reactivación económica	Adelanto de vales decembrinos y aguinaldo en octubre	El adelanto del pago de vales decembrinos y aguinaldo permite que la gente tenga dinero para realizar sus compras de fin de año desde septiembre u octubre con lo cual se incrementan las ventas de tiendas
	Remate de toda la ropa de verano	Las tiendas físicas tendrán que rematar la ropa de verano para poder comprar la ropa de invierno.

	Venta anticipada de viajes con duración de dos años	La venta de paquetes todo pagado permite que las aerolíneas y hoteles tengan dinero para no despedir gente.
	Venta de productos en línea	Las tiendas, cines y restaurantes realizan venta de productos en línea.
	Taxis sirven para distribución de productos comprados en línea	Debido al incremento de compras en línea es insuficiente la cantidad de distribuidores por ello los taxistas pueden distribuir mercancía a domicilio.
Escalonamiento del personal	Cambio de horarios laborales	Se divide al personal de un turno laboral en dos o tres.horarios para con ello poder reducir el número de personas y conservar la sana distancia.
Reanudación de ciclos escolares de todos los niveles	Educación en línea	Se acondicionan áreas laborales (comedores, estacionamientos, salas de juntas, auditorios, etc.) para que puedan estar los hijos de trabajadores

Finalmente con lo que respecta a la reconversión de unidades médicas hay que hacerlo siguiendo un protocolo de atención nacional que resuelvan tanto los principales problemas ya existentes como los que pudiesen presentarse en los venideros periodos invernales. A continuación en la tabla 14 resumen las principales líneas de acción y estrategias para resolver todos estos problemas.

Tabla 14. Propuesta de líneas de acción y estrategias para el Sector Salud Mexicano para el periodo Agosto 2020 a Febrero 2021

Línea de acción	Estrategia	Descripción
Incremento del personal de salud sano en unidades médicas	Realización de pruebas serológicas a todo el personal que labora en el sector salud	A todo el personal de salud que labora en unidades médicas se les realiza prueba serológica para poder dictaminar accidente de trabajo por COVID-19 como también poder regresar de forma segura a todo el personal con datos serológicos de inmunidad (IgG POSITIVA) sin importar si tiene otras co-morbilidades.
	Nuevos criterios de vulnerabilidad para expedición de licencia con goce de sueldo	Se autorizará licencia con goce de sueldo hasta nuevo aviso al personal de salud que tenga dos dictámenes de vulnerabilidad emitidos por institucionales públicos

		(IMSS e ISSSTE). El personal que no tenga ambos dictámenes se considerará no vulnerable y tendrá que presentarse a trabajar.
	Supervisión de la expedición de licencias médicas por enfermedad	Cuando amerite médicamente se expedirán licencias médicas hasta por un máximo de 28 días, posterior a ello tendrán que acudir a otra unidad médica diferente a la que expidió la licencia médica para revaloración y re expedición de la siguiente licencia médica por enfermedad.
	Reducción del 60% de sueldo al personal vulnerable que cobra sin trabajar	De marzo a julio de 2020 el gobierno pagó licencias con goce de sueldo por vulnerabilidad al 40 al 60% de los trabajadores, por ello se requiere decreto oficial para que si dicho personal no regresa a laborar tendrá una reducción del 60% de su sueldo, para que con el dinero obtenido se pueda contratar personal suplente que atienda pacientes.
	Servicio social en unidades hospitalarias	Los pasantes de medicina, enfermería, rehabilitación, acupuntura, trabajo social, psicología, nutrición se envían a hospitales para que realicen su servicio social. La población no es afectada debido a que desde hace 10 años el primer nivel de atención esta siendo realizado por personal de
	Contratación de personal	Se contrata personal para cubrir interinatos de personal con licencia sin

		goces de sueldo, vacaciones o incapacidades
	Basificación de personal de salud	Se basifica al personal para cubrir plazas de personas de salud que falleció o se jubiló.
	Programación de vacaciones del personal de salud	El personal del sector salud que tuvo licencia con goce de sueldo de marzo a julio no tendrá derecho a ningún periodo vacacional. El personal de salud que no tuvo licencia con goce de sueldo de marzo a julio tendrá derecho a sus periodos vacacionales habituales.
Incremento de equipos de protección personal para el personal de salud	Equipos de protección para personal de salud y pacientes hospitalizados hechos con PET reciclado	La elaboración de batas, gorros, guantes, cubrebocas, googles y caretas con PET reciclado evita la generación de fómites y permite que al ser reutilizables (previa desinfección) permiten un ahorrar dinero.
		El dinero de uniformes se utilizará para comprar uniformes quirúrgicos para todo el personal, y el dinero de fiestas sindicales se utilizará para comprar equipo de protección personal
Reconversión de servicios de urgencias	Atención solo de urgencias	Todos los pacientes que se les realizará triage en base a su motivo de consulta, signos vitales, tiempo de inicio de sintomatología. Solamente se atenderán urgencias reales.
	Consentimiento informado con riesgo de contagio COVID-19	Con la finalidad de evitar demandas, toda persona que se hospitalice se le hará firmar consentimiento informado donde se explique

		el riesgo de contagio de COVID-19.
Reconversión de consulta externa (incluyendo servicio dental)	Agendación de consultas de clínicas y hospitales en plataforma electrónica institucional nacional	Con la finalidad de evitar contagios en salas de espera de consulta externa todo paciente será atendido conforme a lo registrado en la plataforma electrónica de agendación de citas.
	Equipo de protección personal para pacientes y personal de unidades médicas.	Todo el personal de unidades médicas y los pacientes que acudan a consulta externa tienen que utilizar cubrebocas y careta.
	Tele consultas de subespecialidades: nutriología, neurología, alergología, dermatología, psiquiatría, neumología, rehabilitación física y acondicionamiento físico.	Con la finalidad de ahorrar dinero se realizarán tele consultas a través de Skype, zoom, duo.
	Toma de laboratorios en clínicas de medicina familiar	De lunes a viernes de 7 a 9 am se tomarán muestras de laboratorio a pacientes que tengan orden médica, dichas muestras se enviarán a laboratorio de hospitales para su procesamiento. Los resultados serán subidos a nube electrónica.
Evitamiento de contagios en salas de espera, laboratorio y radiología	Plataforma electrónica nacional para agendación de citas de estudios paraclínicos y consulta en línea de resultados.	Todos los pacientes son atendidos conforme a lo registrado en la plataforma electrónica de agendación de citas de laboratorio y radiología.
		Mediante dicha plataforma se suben los resultados e imágenes en nube para que estén accesibles para consultarlos a nivel nacional.
	Utilización de equipo de protección personal	Todo el personal de unidades médicas y

		pacientes están obligados a utilizar careta y cubrebocas.
Reconversión de atención quirúrgica adultos	Equipo de protección personal para personal de unidades médicas.	Todo el personal (médico y administrativo) que labora en unidades médicas esta obligado a utilizar su equipo de protección personal durante su turno laboral. El incumplimiento generará acta administrativa de incumplimiento. No procederá dictamen de accidente de trabajo si el personal no utiliza su equipo de protección personal en su turno laboral.
	Atención de urgencias quirúrgicas y oncológicas	En todos los turnos laborales de todos los días del año se atienden urgencias quirúrgicas (incluyendo traumatológicas) y cirugías oncológicas. La realización de cirugías oncológicas se podrá realizar en un solo quirófano no COVID-19.
	Atención de cirugías especiales	Se rentan hoteles cercanos a hospital para la hospitalización de personas que requieren larga estancia (ortopedia, neurocirugía), trasplantes, quemados, personas de la tercera edad con discapacidad severa, pie diabético infectado. En dichos lugares hay rehabilitadores, acupunturistas, personal de clínica de heridas, etc.
	Reprogramación quirúrgica de cirugías no quirúrgicas ni oncológicas en plataforma electrónica institucional	Mediante la plataforma electrónica institucional se verificará que se realicen todas las cirugías programadas (salvo que el paciente no acuda por miedo

		a contagiarse de COVID-19 en hospital). Durante la contingencia las cirugías programadas ambulatorias (oftalmología, maxilofacial, otorrinolaringología, cirugías reconstructivas de cirugía plástica) se realizarán durante todos los turnos laborales de los días: viernes, sábado y domingo. Las cirugías urológicas
	Valoración preoperatoria	De lunes a viernes en turnos matutino y vespertino se asigna un consultorio de consulta externa de cirugía para que un médico internista "vulnerable" realice diariamente 15 valoraciones preoperatorias (en cada turno laboral) de cirugías, endoscopias y procedimientos intervencionistas radiológicos. En dicho consultorio se tiene un electrocardiógrafo, un oxímetro de pulso, ultrasonido y se toman laboratoriales necesarios a los pacientes.
	Equipo de protección personal para pacientes	Todos los pacientes que acuden a consulta externa o están hospitalizados tendrán que utilizar cubrebocas, chanclas,
	Corta estancia hospitalaria	Alta por máximo beneficio de pacientes con enfermedad neurológica irreversible en asilos médicos.
		Los servicios de obstetricia darán alta a las 24 horas a las mujeres postcesárea y a las

		12 horas postlegrado o postparto.
	Informes médico-quirúrgicos vía teleconferencia	Se evita el contagio de familiares de pacientes mediante informes vía teleconferencia.
	Agendación de consulta externa quirúrgica	Se destina un día a la semana para la realización de dictámenes de accidente de trabajo y de discapacidad total o permanente.
	Otorgamiento de lentes	El reembolso de lentes se realiza presentando receta médica de oftalmólogo u optometrista particular, factura de honorarios de oftalmólogo y optometrista y factura de lentes.
Reconversión de atención oncológica	Quimioterapia ambulatoria con equipo de protección personal para pacientes	Se agendarán las sesiones de quimioterapias ambulatorias. En esta área se otorgarán recetas, licencias médicas y se tomarán laboratorios a los pacientes.
	Licencia médica para personas con cáncer	Otorgamiento de licencia médica con goce de sueldo por un año a partir de la fecha de inicio de cirugías de citoreducción, quimioterapias y/o radioterapias.
	Licencia médica para familiares de hijos con cáncer	Otorgamiento de licencia médica con goce de sueldo cada vez que acuden a sesión de quimioterapia o radioterapia ambulatoria
	Suspensión temporal de tratamientos oncológicos médicos	La guía de la sociedad europea de oncología recomienda que platiquen familiares, pacientes y médicos para suspender en lo posible tratamientos oncológicos durante contingencia COVID-19.

Reconversión de hemodiálisis	Centros de hemodiálisis fuera de unidades hospitalarias	Se agendarán las sesiones de hemodiálisis ambulatorias. En esta área se otorgarán recetas y se tomarán laboratorios a los pacientes.
	Pensionamiento o jubilación de todas las personas con insuficiencia renal crónica	Las personas con insuficiencia renal crónica estadio 5 se les otorga pensión o jubilación mediante dictaminación de discapacidad total y permanente
Disminución de hospitalizaciones por COVID-19 severo.	Control de pacientes con enfermedades crónicas	El personal de salud
	Esquemas de vacunación completos (de vacunas no COVID-19)	El esquema completo de vacunación permite que toda la población no tenga co-infecciones que requieran hospitalizaciones durante el periodo invernal.
	Confinamiento en casa hasta finales de febrero de 2021 de: adultos mayores de 60 años, embarazadas, y niños menores de 10 años de edad hasta el fin de la contingencia	El aislamiento en casa evita que la gente se enferme y que requiera hospitalización
Rehabilitación de personas con COVID-19	Durante la hospitalización por COVID-19	Desde que el paciente este en hospitalizado en cuidados intermedios se realizará detección de secuelas y se iniciará rehabilitación integral
	Ambulatoria	Todas las personas que requieran rehabilitación se otorgarán tanto de forma presencial como mediante tele consultas.
Investigación clínica		

ACTUALIDADES SOBRE EL TRATAMIENTO

Acorde con los lineamientos de la IDSA publicados el 27-Mayo-2021 y actualizados el 12 de agosto del 2024, y a pesar de que la evidencia no respalda con certeza la mayoría de las recomendaciones, dado que van de recomendaciones de baja a moderada evidencia; el panel de colaboradores de estas directrices, realizo sugerencias condicionadas, en vez de recomendaciones sólidas a favor o en contra de la mayoría de los agentes contra COVID-19. Ello en virtud de que a pesar haber logrado avances sustanciales con las terapias contra la COVID-19 en un período tan corto, todavía quedan muchas preguntas sin respuesta en el manejo de la enfermedad. Por lo tanto, dichas recomendaciones y directrices se basan en algunas suposiciones y extrapolaciones, brindando recomendaciones para el uso de combinaciones de algunos agentes sobre otros y/o extrapolándolas a subpoblaciones no evaluadas en los ensayos. Como se ha mencionado, en la fase inicial de la infección, cuando la carga viral es alta y el sistema inmunológico adaptativo del huésped no ha generado una respuesta adecuada (que pueda eliminarla), los tratamientos que actúan sobre la replicación viral suelen ser más efectivos. Estos incluyen las terapias antivirales con: nirmatrelvir/ritonavir, molnupiravir y remdesivir; así como las terapias de inmunidad pasiva de anticuerpos anti-SARS-CoV-2 y plasma de convalecientes de donantes. Los diferentes estudios y ensayos han demostrado que el inicio oportuno del tratamiento antiviral es fundamental, sobre todo si se administran dentro de los 5 a 7 días posteriores al inicio de los síntomas. Con ello, muchos de los pacientes no progresan a una enfermedad grave o crítica, no obstante, otros con factores de riesgo sí lo hacen. Por otro lado, si la enfermedad es grave y especialmente crítica, se implica el hecho de una respuesta inflamatoria excesiva y descontrolada, que es la causa principal del daño inmunopatológico. En esta etapa, se ha demostrado que las terapias antiinflamatorias como los corticosteroides, los inhibidores de IL-6 o los inhibidores de JAK (Janus kinasa) son beneficiosas.

Por lo cual los lineamientos de la IDSA consideran que dentro de la evaluación clínica debe considerar factores específicos del paciente y del patógeno que pueden influir en la elección de los tratamientos para la COVID-19. Esta debe incluir lo siguiente:

- Gravedad del COVID-19
- Fecha de aparición de los síntomas.
- Factores de riesgo de progresión a enfermedad grave o muerte. *

- Grado de disfunción crónica y aguda de órganos terminales (incluidas, entre otras, pulmonar, cardiovascular, renal y hepática).
- Edad y estado de embarazo.
- Factores específicos del virus que pueden influir en la elección de la farmacoterapia (p. ej., susceptibilidad variante específica a ciertos fármacos).

* Los factores de riesgo de progresión están cambiando a medida que la epidemia evoluciona con nuevas variantes, vacunación y tasas de infección previas.

Como tal resulta importante la clasificación diagnóstica de la gravedad del paciente, ya que ayuda a dirigir el tratamiento, sobre todo en aquellos pacientes donde los ensayos han demostrado su beneficio en ellos. En la tabla 15 se muestra la evaluación de la severidad por COVID-19. [112-114]

TABLA 15. Evaluación de la severidad clínica del COVID-19.

SEVERIDAD DE COVID-19
Leve a moderado: (SpO_2 $\geq$94% al aire ambiente sin necesidad de oxígeno suplementario), sin factores de riesgo para progresión a una enfermedad severa, hospitalización o muerte.[a]
Severo, pero no Crítico: (SpO_2 <94% al aire ambiente o la necesidad de bajo flujo de oxígeno suplementario).
Critico: Necesidad de alto flujo de oxígeno suplementario / o ventilación no invasiva con cánula nasal.
Verdaderamente Crítico: Necesidad de ventilación mecánica o uso de ECMO (Oxigenación por Membrana extracorpórea).

SpO_2: Saturación de oxígeno.

a: Factores de riesgo: Edad > 60 años, Índice de Masa Corporal >25, diabetes mellitus, hipertensión, enfermedad cardiovascular, enfermedad crónica pulmonar, cáncer, inmunocompromiso. Los factores de riesgo para progresión están cambiando a medida que la epidemia evoluciona con sus nuevas variantes, la vacunación y los porcentajes de infecciones previas.

Dado esto las propuestas en cuanto a que fármacos se recomiendan utilizar, acorde a la severidad del COVID-10 son las siguientes: [114-115]

1.- Tratamiento farmacológico del COVID-19 leve a moderado con factores de riesgo de progresión

Ofrecer tratamiento con nirmatrelvir/ritonavir durante 5 días (oral) o remdesivir durante 3 días (intravenoso). En caso contrario considere molnupiravir durante 5 días (oral) o, si es paciente inmunocomprometido, emplear plasma de paciente convaleciente con títulos altos (intravenoso) pero, con actividad contra la variante circulante. Se espera que el plasma convaleciente obtenido de personas que se han recuperado de una enfermedad por Ómicron y /o que han sido vacunadas, sea activo contra Ómicron. De igual manera, los anticuerpos monoclonales parenterales anti-SARS-CoV-2 se pueden usar, siempre y cuando las variantes circulantes del SARS CoV-2 en esa región sean susceptibles al agente específico. Al respecto, los ensayos han demostrado una reducción en la necesidad de hospitalizaciones, visitas a emergencias o asistencia médica. [114]

2.- Tratamiento farmacológico del COVID-19 severo, pero no crítico

Los corticosteroides como la dexametasona, han demostrado un beneficio en la mortalidad y se recomiendan como piedra angular del tratamiento en casos graves de COVID-19. Se puede considerar el remdesivir, ya que se ha demostrado que reduce el tiempo de recuperación o el alta, aunque no se ha demostrado que mejore la mortalidad. Los inhibidores de IL-6 (tocilizumab y sarilumab) así como los inhibidores de JAK (baricitinib y tofacitinib) han demostrado un beneficio en la COVID-19 grave, pero no crítica, cuando se usan con corticosteroides.

El panel de la IDSA recomienda usar inhibidores de IL-6 (principalmente tocilizumab) o inhibidores de JAK (se prefiere baricitinib sobre tofacitinib) en aquellos pacientes que tienen marcadores inflamatorios elevados como PCR y COVID-19 grave y progresivo. Esto en base a que hay mayores datos que respaldan el tocilizumab y el baricitinib, aunque estos otros (sarilumab y tofacitinib) son alternativas adecuadas. [115-116]

3.- Tratamiento farmacológico del COVID-19 en estado crítico

En ellos, se prefiere dexametasona 6 mg/día, pero se pueden utilizar dosis de hasta 20 mg/día. La hidrocortisona 50 mg IV cada 6 horas es una alternativa que también se ha estudiado. La metilprednisolona y la prednisona tienen menos respaldo, pero son alternativas farmacológicas razonables en dosis equipotentes. Además de los corticosteroides, recomendamos el uso de inhibidores de IL-6 (se prefiere tocilizumab) o inhibidores de JAK (se prefiere baricitinib). No se recomienda el uso de remdesivir en este tipo de pacientes. [115, 117-120]

4.- Tratamiento farmacológico de pacientes críticos con COVID-19 que necesitan ventilación mecánica invasiva o ECMO

El panel de expertos de la IDSA recomienda tratarlos de manera similar a los que reciben ventilación no invasiva o cánula nasal de alto flujo. Importante el uso de los corticosteroides en esta categoría de pacientes en estado crítico, ya que los ensayos han demostrado un beneficio en la mortalidad. Además de los esteroides, el panel recomienda el uso de inhibidores de IL-6 (tocilizumab), pero en un momento dado baricitinib puede ser empleado. [114, 118,120-121]

A pesar de estas recomendaciones de manejo, acorde a la IDSA, las preguntas que aún están por resolver son:

1. ¿Qué subpoblaciones o tipos clínicos específicos de pacientes con COVID-19 se benefician más de agentes terapéuticos específicos?
2. ¿Cuál es la eficacia y seguridad de las terapias contra la COVID-19 en poblaciones inmunes a infecciones previas por SARS-CoV-2 y a la vacunación?
3. ¿Cuál es la eficacia y seguridad de los tratamientos en infecciones con variantes y subvariantes específicas del SARS-CoV-2?
4. ¿Cómo se comportan los agentes terapéuticos en comparación entre sí para permitir un enfoque escalonado en el tratamiento de pacientes con COVID-19?
5. ¿Cuál es la eficacia y seguridad comparativa de nirmatrelvir/ritonavir *versus* remdesivir, molnupiravir y diferentes anticuerpos anti-SARS-CoV-2 en la enfermedad leve a moderada?
6. ¿Cuál es la eficacia y seguridad de los inhibidores de IL-6 en comparación con los inhibidores de JAK en la enfermedad grave?
7. ¿Cuál es la eficacia y seguridad comparativa de las combinaciones de diferentes medicamentos para tratar diferentes grados de gravedad y fenotipos clínicos de la COVID-19?
8. ¿Qué biomarcadores pueden utilizarse como predictores de la respuesta terapéutica a agentes específicos?

Esperamos que futuros estudios y ensayos aborden estas incertidumbres para que podamos ofrecer un enfoque de tratamiento más definitivo para el COVID-19. [114]

CONSIDERACIONES SOBRE OTROS AGENTES

Pemivibart : Es un anticuerpo monoclonal (mAb [4500mg]) i.v. / con vida media extendida aún en fase 3 de investigación, que se recomienda y ha sido autorizado para uso de emergencia por la FDA para la profilaxis previa a la exposición de COVID-19 (27-agosto-2024) en adultos y adolescentes (de 12 años de edad o más que pesen al menos 40 kg) que tienen un compromiso inmunológico de moderado a grave debido a ciertas afecciones médicas o la recepción de ciertos medicamentos o tratamientos inmunosupresores en quienes es poco probable que presenten una respuesta inmunitaria adecuada a la vacunación contra la COVID-19. Se sugiere su empleo en: Individuos no deben estar actualmente infectados con SARS-CoV-2; que se desconoce si han estado expuestos a alguien infectado con COVID-19; que tienen un sistema inmunológico débil (debido a una condición médica, ciertos medicamentos o tratamiento); y para quienes otras opciones de vacunación contra el COVID-19 no funcionarán. La IDSA en conjunto con The Society of Infectious Diseases Pharmacists (SIDP), The Society for Healthcare Epidemiology of America (SHEA), The Society of Critical Care Medicine (SCCM) and The Pediatric Infectious Diseases Society (PIDS), hace las mismas recomendaciones en adolescentes y adultos moderadamente o severamente inmunocomprometidos con riesgo de progresión a un cuadro severo de COVID-19. No obstante, se debe tener cuidado en su uso por riesgo de anafilaxia y otros riesgos aun no conocidos. [122-123]

EVOLUCIÓN DE LA ENFERMEDAD (COVID-19) EN MÉXICO AL 2023

Posterior a haberse declarado a SARS-Cov-2 como causante de la nueva pandemia en el 2020, hasta el 30 de diciembre de 2023, a nivel mundial, se han registrado 773, 449. 299 casos de COVID-19, con 6,991. 842 defunciones. Con una tasa de letalidad (TL) global del 0.9 %, En sí, el 55 % de los casos se registraron en el año 2022 (n= 424 017 189 casos) y el 51 % de las defunciones ocurrieron en el año 2021 (n= 3 549 358 defunciones). Con una letalidad de 1.8 % para el año 2021. El año 2020, registró la mayor tasa de letalidad con un 2.4 %.

En seguimiento a la notificación de la OMS de dar por terminada la pandemia de COVID-19 (5-MAYO-2023) así como también el término de la emergencia sanitaria a nivel mundial, en México se realizó una evaluación local que por igual considero dar fin de la misma el nueve de mayo de 2023; ello, mediante la publicación en el Diario Oficial de la Federación (DOF), donde se emite el DECRETO por el que se declara terminada la acción extraordinaria en materia de salubridad general que tuvo por objeto prevenir, controlar y mitigar la COVID-19. Y se establece la necesidad de contar con un Plan de Gestión Continua (a Largo Plazo) para continuar con el Control de la COVID-19, dicho plan fue aprobado por el Comité Nacional de Vigilancia Epidemiológica (CONAVE), mismo que realiza la vigilancia de influenza, por lo cual se estableció que la vigilancia epidemiológica continuará exclusivamente (y similar a la influenza), bajo la estrategia centinela en Unidades de Salud Monitoras de Enfermedad Respiratoria Viral (USMER [anteriormente llamadas USMI {Unidades de Salud Monitoras de Influenza}]) y con la confirmación de casos mediante la prueba de RT-PCR a partir de la semana 40 de 2023. Como tal se ha hecho hincapié en llevar a cabo las acciones en salud pública, tratando de mantener una menor transmisión de la COVID-19, influenza, así como de otros virus respiratorios, en lugares en donde aún se identifica una mayor transmisión de estos.

Con base en ello y de acuerdo con el sistema nacional de vigilancia epidemiológica al cierre de la semana 52 del 2023, la enfermedad ha evolucionado de la siguiente manera, Ver tabla 16.

TABLA 16. Distribución de casos y tasa de incidencia de la COVID-19 por 1,000 Habitantes, por olas epidémicas en México del 2020 a la SE 52 del 2023.

FECHA DE LA OLA	NUMERO DE OLA	CASO CONFIRMADOS	TASA DE INCIDENCIA POR 1,000 / Habts.
SE* 8 a SE 39 de 2020	Primera ola	813,366	6.4
SE 40 de 2020 a SE 15 de 2021	Segunda ola	1,537.770	11.9
SE 23 a SE 42 de 2021	Tercer ola	1,376.158	10.7
SE 51 de 2021 a la SE 9 de 2022	Cuarta ola	1,738.231	13.4
SE 22 de 2022 a la SE 33 de 2022	Quinta ola	1,244,716	9.6
SE 49 de 2022 a la SE 4 de 2023	Sexta ola	222,721	1.7

Fuente: SSA/SPPS/DGE/DIE/InDRE/Informe COVID-19 /México- 30 de diciembre de 2023

Durante el curso de la pandemia en nuestro país, se han identificado diferentes olas; dichas olas han tenido diferentes comportamientos clínicos y epidemiológicos, estableciéndose por periodos desde el inicio de la pandemia hasta la actualidad. Como se puede observar la segunda ola y cuarta fueron las que mayor número de casos confirmados registraron en nuestro país, 1,537.770 vs 1,244,716 respectivamente. No obstante, después de la quinta ola inicio un registro en descenso observado al continuar con el monitoreo de los casos los cuales han descendido de manera sostenida hasta el análisis de este informe (Ver grafica 15). Podemos decir que en cada una de las pandemias en nuestro país, cada ola ha representado diversos escenarios, que han permitido la implementación de respuestas organizadas por parte del sector salud, así como de otras dependencias de gobierno (tanto federal como estatales) para encarar la demanda de atención médica y sanitaria de los pacientes y limitar el número de contagios. Al inicio de la quinta ola, la variante ómicron fue la predominante en los casos registrados hasta la fecha, cuya propagación mostró mayor rapidez en la transmisión entre la población de México y el mundo con una cifra exponencial de contagios; sin embargo, a diferencia de lo que representó la 1ª, 2ª y 3ª ola, la gravedad de los casos en la 4ª y 5ª ola fue menor en comparación con las tasas de ocupación hospitalaria de la 2ª ola, en este mismo sentido la 6ª ola, presentó un comportamiento al descenso en cuanto a tasas de hospitalización (gráfica 16) y defunciones (tabla 17).

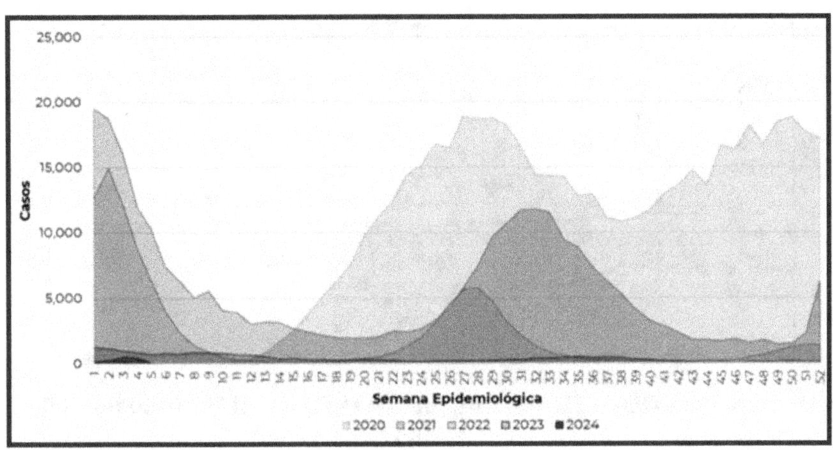

Fuente: SSA/SPPS/DGE/DIE/InDRE/Informe COVID-19 /México- 30 de diciembre de 2023.

Fuente: SINAVE/DGE/Vigilancia Epidemiológica de Enfermedad Respiratoria Viral, acceso al 01/02/2024

SE: Semana Epidemkiológica

Hacia el 17 de diciembre del 2023, la OMS está rastreando varias variantes del SARS-CoV-2, entre ellas: a.- Cinco variantes de interés (VOI): XBB.1.5, XBB.1.16, EG.5, BA.2.86 y JN.1; b.-Cinco variantes bajo monitoreo (VUM): DV.7, XBB, XBB.1.9.1, XBB.1.9.2 y XBB.2.3. A nivel mundial, EG.5 sigue siendo la VOI más reportada (por 93 países), sin embargo, ha mostrado tendencias a la baja en las últimas semanas, representando el 36.3 % de las secuencias en la semana 48 en comparación con el 53.7 % en la semana 44. Los linajes identificados al 2023 de la variante ómicron en México, han registrado un total de 92,612 secuencias (enviadas a GISAID, una iniciativa global de intercambio de datos de vigilancia genómica de virus de influenza y el SARS-CoV-2). En la SE 44, hubo 6 secuencias registradas: el 50% son XBB, el 33% EG.5 y el 17% son XBB.1.5; en la SE 45, hubo 5 secuencias registradas: el 60 % son XBB.1.16 y el 40% son EG.5; las SE 46 y 47 cuentan con una secuencia registrada: EG.5 y JN.1 respectivamente. [124-126]

Grafica 16. Curva epidémica de la distribución de hospitalización por la COVID-19 por SE en México de Enero del 2023 a la SE 52 del 2023.

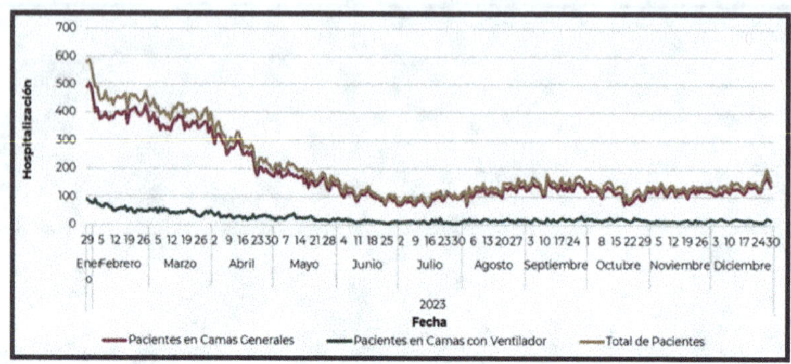

Fuente: SSA/DGE/RED IRAG/Informe COVID-19/México-30 de diciembre de 2023.

Tabla 17.- Distribución de las defunciones y tasa de mortalidad por 1 000 habitantes por ola epidémica en México.

Número de ola	Defunciones confirmadas	Tasa de mortalidad por 1,000 habs
Primera ola	95,448	0.75
Segunda ola	134,679	1.04
Tercera ola	57,199	0.44
Cuarta ola	21,904	0.17
Quinta ola	4,297	0.03
Sexta ola	1,671	0.01

Fuente: SSA/SPPS/DGE/DIE/InDRE/Informe COVID-19/México-30 de diciembre de 2023.

REFERENCIAS:

1. PRO/AH/EDR>Undiagnosed pneumonia China (HU); RFI Archive Number:20191230.6864153.

2. 55-yr-old Hubei resident, who contracted coronavirus on 17 November, could have been the "patient zero", says Chinese media. https://www.firstpost.com/health/55-yr-old-hubei-resident-who-contracted-coronavirus-on-17-november-could-have-been-the-patient-zero-says-chinese-media-8151371.html

3. Coria-Lorenzo jj, Calva-Rodríguez RG, Unda-Gómez JJ, Martínez-Núñez JG, García Carrillo LE, Neme-Díaz GA, Soto-Ramos M, Muñoz-Alonso R, Coria-Guerrero JA, Fiel-Cortazares J, Chacón-Cruz E, Martínez-Medina L, López-Pérez JT; Academia Mexicana de pediatría. Consenso sobre la Infección por COVID-19 (SARSCoV-2). *Rev Enferm Infecc Pediatr*. 2020; 32(132)1656-91.

4. Saxena et al. Coronavirus Disease 2019 (COVID-19): Epidemiology, Pathogenesis, Diagnosis, Therapeuticos. Springer 2020. https://www.springer.com/gp/book/9789811548130

5. Dudas G, Carvalho LM, Rambaut A, Bedford T. 2018. MERS-CoV spillover at the camel-human interface. *eLife 2018;* **7**: e31257. doi: 10.7554/eLife.31257.

6. CDC. Coronavirus Types. Disponible en: https://www.cdc.gov/coronavirus/types.html.

7. Matos-Alviso L. J. (1), Reyes-Gómez U. (1), Comas-García A. (2), Luévanos-Velázquez A. (3), Reyes-Hernández K. L. (1), Guerrero Becerra M. (3), López-Cruz G. (1), Arista-Viveros A. (1), Martínez-Medina L. (4), De Lara-Huerta J. (5), Hernández-Lira I. (1), Aguilar-Figueroa E. S. (1). Infecciones por Coronavirus y el nuevo COVID-19: Conceptos básicos. Revista Médico-Científica de la Secretaría de Salud Jalisco. Año 7 • Número 1 • Enero-Abril de 2020.9-14.

8. nCoV's relationship to bat coronaviruses recombination signals (no snakes) – no evidence the 2019-nCoV lineage is recombinant. https://virological-org/t/ncovs:relationship-to-bat-coronaviruses-recombination-signals-no-snakes/331

9. Seven-year Covid trail revealed. https://www.thetimes.co.uk/article/seven-year-covid-trail-revealed-l5vxt7jqp Insight: George Arbuthnott, Jonathan

Calvert and Philip Sherwell. Saturday July 04 2020, 6.00pm BST, The Sunday Times.

10. WHO characterizes COVID-19 as a pandemic. 11March 2020. https://www.paho.org/en/news/11-3-2020-who-characterizae-covid-19-pandemic 11.- Modes of transmission of virus causing COVID-19: implications for IPC precaution recommendations. Scientific brief. 29 March 2020.

11. WHO reference number: WHO/2019-nCoV/Sci_Brief/Transmission_modes/2020.2 https://www.who.int/news-room/commentaries/detail/modes-of-transmission-of-virus-causing-covid-19-implications-for-ipc-precaution-recommendations

12. Gil Cuesta J, Vaqué Rafart J. Aspectos básicos de la transmisibilidad. *Vacunas*. 2008; 9(1):25-33. doi:10.1016/S1576-9887(08)71918-6.

13. Saxena. Coronavirus Disease 2019 (COVID-19): Epidemiology, Pathogenesis, Diagnosis and Therapeutics. Springer 2020; 1-223.

14. Hamid et al. Novel Coronavirus disease (COVID-19): a pandemic (epidemiology, pathogenesis and potential therapeutics. *New Microbe and New Infect*.2020; 35: 100679.

15. Learn about COVID-19 and how it spreads. CDC, Covid-19. https://www.cdc.gov/covid/about/index.html?CDC_AA_refVal=https%3A%2F%2Fwww.cdc.gov%2Fcoronavirus%2F2019-ncov%2Fprevent-getting-sick%2Fhow-covid-spreads.html

16. Barrera-Núñez David, Torres-Ibarra Leticia, León-Maldonado Leith, Stern Dalia, Barrientos-Gutiérrez Tonatiuh, López-Carrillo Lizbeth. Revisión rápida de la transmisión del SARS-CoV-2 por contacto con objetos y superficies. Salud pública Méx [revista en la Internet]. 2021 Feb [citado 2024 Ago 15]; 63 (1):126-135.

17. Coronavirus: el sexo es vía de contagio inclouso trs supercar la enfermedad. https://www.redacciónmedica.com/.secciones/sanidad-hoy/.coronavirus-sexo-contagio-tras-superar-enfermedad-6338

18. Coria-Lorenzo José de J., Coria-Guerrero Jesús A., Moctezuma-Paz Eduardo, Domingo-Martínez Débora, Field-Cortazares Jorge. SARS-CoV-2 vs. COVID-19 de adquisición nosocomial: estudio en un hospital pediátrico de tercer nivel de atención. Perinatol. Reprod. Hum. 2022;36(1): 2-10.

19. Silva, P.G.d.; Gonçalves, J.; Lopes, A.I.B.; Esteves, N.A.; Bamba, G.E.E.; Nascimento, M.S.J.; Branco, P.T.B.S.; Soares, R.R.G.; Sousa, S.I.V.; Mesquita, J.R. Evidence of Air and Surface Contamination with SARS-CoV-

2 in a Major Hospital in Portugal. Int. J. Environ. Res. Public Health 2022, 19, 525. https:// doi.org/10.3390/ijerph19010525

20. Zhou J, Otter JA, Price JR, Cimpeanu C, Garcia DM, Kinross J, Boshier PR, Mason S, Bolt F, Holmes AH, and Barclay WS. Investigating Severe Acute Respiratory Syndrome Coronavirus 2 (SARS-CoV-2) Surface and Air Contamination in an Acute Healthcare Setting During the Peak of the Coronavirus Disease 2019 (COVID-19) Pandemic in London. Clinical Infectious Diseases® 2021;73(7): e1870–7

21. Solís-García G, Gutiérrez-Vélez A, Pescador Chamorro I, Zamora-Flores E, Vigil-Vázquez S, Rodríguez-Corrales E, Sánchez-Luna M. Epidemiology, management and risk of SARS-CoV-2 transmission in a cohort of newborns born to mothers diagnosed with COVID-19 infection. An Pediatr (Engl Ed). 2021 Mar;94(3):173-178.

22. Guiza Romero Ángel Flaminio, Saldaña Agudelo Gabriela, Vesga Gualdrón Lucy Marcela. Evidencia actual de la infección por SARS-COV-2 en la gestación: Revisión de alcance. Rev Cuid [Internet]. Abril de 2022 [consultado el 19 de agosto de 2024]; 13(1): e17. Publicación electrónica el 27 de agosto de 2022. https://doi.org/10.15649/cuidarte.2265

23. Vivanti et al. Transplacental transmisision of SARS-CoV-2 infection. Nature Communications 2020; 11: 3572 https://doi.org/10.1038/s41467-020-17436-6

24. Wang et al. Intrauterine vertical transmission of SARS-CoV-2: what we know so far. doi: 10.1002.uog.22045

25. 25. G de la Rosa et al. Coronavirus in Water environments: Occurrence, persistence and concentration metods - A scoping review. Water Research 179; (2020): 115899

26. A. Carducci et al. Making waves: Coronavirus detection, presence and persistence in the water environment: state of art and knowledge needs for public health. *Water Research.*179: 2020; 115907.

27. Cui X, Zhang T, Zheng J, Zhang J, Si P, Xu Y, Guo W, Liu Z, et al. Children with coronavirus Disease (COVID-19): A Review of Demographic, Clinical, Laboratory and Imaging Features in 2,597 Pediatric Patients *J Med Virol.*2020 May 17 doi:10 1002/jmv26023.

28. Galván CC, Catalá A, Carretero GH, Rodríguez-Jiménez P, Fernández-Nieto D, Rodríguez-Villa AL, Navarro IF, Ruiz-Villaverde R, et al. Classification of the Cutaneous Manifestations of Covid-19: a rapid prospective Nationwide Consensus Study in Spain with 375 cases. Brithis Jour Dermatol.28-April.2020.DOI:10.1111/bjd.19163.

29. 29.-Sette, A., Crotty, S. Pre-existing immunity to SARS-CoV-2: the knowns and unknowns. Nat Rev Immunol 20, 457–458 (2020). https://doi.org/10.1038/s41577-020-0389-z.

30. 30.- Genomic epidemiology of novel coronavirus - Global subsampling https://nextstrain.org/ncov/global.

31. Epidemiología genómica de hCoV-19 https://gisaid.org

32. Chen Y, Liu Q, Guo D. Emerging coronaviruses: Genome structure, replication, and pathogenesis. Journal of Medical Virology. 2018. 92: 418–423.

33. Pardo AM, Schuster C, Palomino MaM, Turjanski A, Fernández Do Porto DA. El genoma del coronavirus. Revista Química Viva Número 2, año 19, Agosto 2020: 1-8.

34. Hernández Marta, García-Morán Emilio, Abad David, Eiros José María. GISAID: iniciativa internacional para compartir datos genómicos del virus de la gripe y del SARS-CoV-2. Rev. Esp. Salud Publica 2021; 95: perspectivas15.

35. Actualización sobre la evolución y circulación de sublinajes del SARS-CoV-2. OPS – OMS. 16 de Enero-2024:1-6

36. OMS. Seguimiento de las variantes del SARS-CoV-2. Disponible en: https://www.who.int/es/activities/tracking-SARSCoV-2-variants/tracking-SARS-CoV-2-variants

37. Huerta JFR. Tipos de virus y vías de transmisión – Capitulo 2. En: Coria JJL, Calva RGR (Eds). Guía Covid-19 Academia Mexicana de Pediatría, A.C. Ed. Prado. Mexico.2022: pp:9-22.

38. Informe Semanal de la COVID-19, Influenza y otros Virus respiratorios., Julio-2024. SINAVE/DGE/Vigilancia Epidemiológica de Enfermedad Respiratoria Viral, acceso al 08/07/2024. https://www.gob.mx/cms/uploads/attachment/file/927530/ Informesemanal_ERV_SE27_2024_08.07.2024 37.- Huerta JFR. Tipos de virus y vías de transmisión – Capitulo 2. En: Coria JJL, Calva RGR (Eds). Guía Covid-19 Academia Mexicana de Pediatría, A.C. Ed. Prado. Mexico.2022: pp:9-22.

39. Informe Semanal de la COVID-19, Influenza y otros Virus respiratorios., Julio-2024. SINAVE/DGE/Vigilancia Epidemiológica de Enfermedad Respiratoria Viral, acceso al 08/07/2024. https://www.gob.mx/cms/uploads/attachment/file/927530/ Informesemanal_ERV_SE27_2024_08.07.2024

40. Toyoshima, Y., Nemoto, K., Matsumoto, S. et al. SARS-CoV-2 genomic variations associated with mortality rate of COVID-19. J Hum Genet (2020). https://doi.org/10.1038/s10038-020-0808-9

41. Álvarez-Díaz, D. A., Laiton-Donato, K., Franco-Muñoz, C., & Mercado-Reyes, M. (2020). SARS-CoV-2 sequencing: The technological initiative to strengthen early warning systems for public health emergencies in Latin America and the Caribbean. Secuenciación del SARS-CoV-2: la iniciativa tecnológica para fortalecer los sistemas de alerta temprana ante emergencias de salud pública en Latinoamérica y el Caribe. Biomédica: revista del Instituto Nacional de Salud, 40 (Supl. 2), 188–197. https://doi.org/10.7705/biomedica.5841

42. Wiersinga et al. Pathophysiology, transmission, diagnosis and treatment of Coronavirus Disease 19 (COVID-19): A review. JAMA 2020; doi:10.1001/jama.2020.12839.

43. Ministerio de Sanidad de España. Enfermedad por Coronavirus, COVID-19. 2020; enlace: https://www.mscbs.gob.es/profesionales/saludPublica/ccayes/alertasActual/nCov-China/documentos/20200417_ITCoronavirus.pdf

44. CDC. Duration of isolation and precautions for adults with COVID-19. https://www.cdc.gov/coronavirus/2019-ncov/hcp/duration-isolation.html

45. DOF: 23/03/2020 Acuerdo por el que el Consejo de Salubridad General reconoce la epidemia de enfermedad por el virus SARS-CoV2 (COVID-19) en México, como una enfermedad grave de atención prioritaria, así como se establecen las actividades de preparación y respuesta ante dicha epidemia.

46. Secretaria de Salud. Reporte Epidemiológico de la Situación COVID-19 del 18 de marzo de 2020. Enlace: https://drive.google.com/file/d/1FeqXEMwVE32-mANWQy_XzsgGds2Nq4A9/view

47. OMS. Situation Report-63 al 23 de marzo de 2020. Disponible en: https://www.who.int/docs/default-source/coronaviruse/situation-report/20200323-sitrep-63-covid-19.pdf?sfvrsn=d97cb6dd_2

48. Clark et al. Global, regional and national estimates of the population at increased risk of severe COVID-19 due to underlying health conditions in 2020: a modeling study. Lancet Glob Health 2020; 8: E1003-E1017. DOI: https://doi.org/10.1016/S2214-109X(20)30264-3

49. GISAID-gisaid.org. https://www.gisaid.org/epiflu-applications/hcov-19-genomic -epidemiology/

50. Siorda. Epidemiology and clinical features of COVID-19: a review of current literature. J Clin Virol 2020; 127: https://doi.org/10.1016/j.jcv.2020.104357

51. Tenforde et al. Characteristics of Adult Outpatients and Inpatients with COVID-19-11 Academic Medical Centers, United States, March-May 2020. MMWR 2020; 69: (26): 841-846.

52. Ellington et al. Characteristics of women of reproductive age with laboratory confirmed SARS-CoV-2 infection by pregnancy status-United States-January 22-June 7,2020. MMWR 2020; 69: (25): 769-775.

53. Götzinger et al. COVID-19 in children and adolescents in Europe: a Multinational. Multicentre cohort study.Lancet Child Adolesc Health 2020; https://doi.org/10.1016/52352-4642(20)30177-2.

54. Coronavirus Disease 2019 in Children – United States, February 12-April2,2020. MMWR Morb Mortal Wkly Rep. 2020; 69:422-26. DOI: http://dx.doi.org/10.15585/mmwr6914e4external icon

55. Feldstein et al. Mutlisystem inflammatory syndrome in U.S. Children and Adolescents. N Eng J Med 2020; DOI: 10.1056/NEJMoa2021680

56. Pérez-Lescure et al. Consenso nacional sobre diagnóstico, estabilización y tratamiento del Síndrome Inflamatorio Multisistémico Pediátrico vinculado al SARS-CoV-2.   https://www.analesdepediatria.org/contenidos/pdf/SIM-PedS.pdf

57. Harwood et al. A national consensus management pathway for Pediatric Inflammatory Multisystemic Syndrome-Temporally associated with SARS-CoV-2. https://www.medrxiv.org/content/10.1101/2020.07.17.20156075v1

58. Datos abiertos de la Dirección General de Epidemiología de México. https://coronavirus.gob.mx/datos/ y https://www.gob.mx/salud/documentos/datos-abiertos-bases-historicas-direccion-general-de-epidemiologia

59. Informe semana 27 de año 2020 de Vigilancia Epidemiológica de Muertes Maternas. https://www.gob.mx/cms/uploads/attachment/file/561674/MM_2020_SE27.pdf

60. Datos abiertos de COVID-19 de la Dirección General de Epidemiología de la Secretaría de Salud. https://www.gob.mx/salud/documentos/datos-abiertos-152127

61. https://www.facebook.com/.1761405677522695/posts/.2610876239242297/? extid =ODGX77vcvTDgI0HG&d=n

62. Semáforo COVID-19 en México https://www.infobae.com/tag/semaforo-epidemiologico/

63. Que significan los colores del semáforo COVID-19. https://www.soyvida.com/enfermedades/Que-significa-los-colores-del-semaforo-covid-19-20200726-0024.html

64. COVID-19: casos y muertes por semana México 2020-2022. https://www.google.com/search?q=statista%2C+mayo+del+2020&rlz=1C1AOHYesMX795MX795&oq=statista%2C+mayo+del+2020&aqs=chrome.69i57.13634j0j7&sourceid=chrome&ie=UTF-8

65. Oren et al. Prevalence of asyntomatic SARS-CoV2 Infection. Ann Intern Med 2020; doi:10.7326/M20-3012.

66. Cheng et al. Serodiagnostics for severe acute respiratory syndrome related coronavirus-2. Ann Intern Med 2020; doi:10.7326/M20-2854 66.- Ortiz Prado et al. Clinical, molecular and epidemiological characterization of SARS-CoV2 virus and COVID-19: A comprensive review. Diagnostic Microbiology and Infectious Disease 2020.https://doi.org/10.1016/j.diagmicrobio.2020.115094

67. Wang et al Detection of SARS-COV-2 in different types of clinical specimens. JAMA. 2020;323(18):1843-1844. doi:10.1001/jama.2020.3786

68. Esbin et al. Overcoming the bottleneck to widespread testing: a rapid review of nucleic acid testing approaches for COVID-19 detection. RNA 2020; 26: 771-783. thttp://www.rnajournal.org/cgi/doi/10.1261/rna. 076232.120.

69. Rubin et al. The role of chest imaging in patient management during the COVID-19 pandemic: A Multinational consensus statement from the Fleichner Society. Radiology 2020; 296; 172-180.

70. Rubin GD, Ryerson CHJ, Haramati LB, Sverzellati N, KanneJP, Raoof S, Schluger NW, Volpi A, et al. The Role of Chest Imaging in Patient Management during the COVID-19 Pandemic: A Multinational Consensus Statement from the Fleischner Society. Radiology 2020; 296:172–180. https://doi.org/10.1148/radiol.2020201365.

71. Zheng et al. Chest CT manifestations of new coronavirus disease 2019 (COVID-19): a pictorial review. Euro Soc Radiol 2020; https://doi.org/10.1007/s00330-020-06801-0

72. Altmayer et al. Comparison of the computed tomography findings in COVID-19 and other viral pneumonia in immunocompetent adults: a systematic review and meta-analysis. Euro Soc Radiol 2020; https://doi.org/10.1007/s00330-020-07018-x

73. Raju et al. Chest CT Scan Signs in Pulmonary Disease: a pictorial review. Chest 2017; 151(6): 1356-1374.

74. Foust et al. Pediatric SARS, H1N1, MERS, EVALI, and Now Coronavirus Disease (COVID-19) Pneumonia: What Radiologists Need to Know. AJR 2020; 215-1-9. doi.org/10.2214/AJR.20.23267 75.- Yang et al. The role of imaging in 2019 novel coronavirus pneumonia (COVID-19). Euro Soc Radiol 2020; https://link.springer.com/article/10.1007/s00330-020-06827-4.

75. Shi et al. Radiological findings from 81 patients with COVID-19 pneumonia in Wuhan, China: a descriptive study. Lancet Infect Dis. 2020; 20: 425-434. https://doi.org/10.1016/S1473-3099(20)30086-4.

76. OMS. Draft landscape of COVID-19 candidate vaccines. August 25, 2020. Enlace: https://www.who.int/publications/m/item/draft-landscape-of-covid-19-candidate-vaccines.

77. Jackson LA, Anderson EJ, Rouphael NG, Roberts PC, Malchene M, Coler RN, McCullough MP, Chappell JD, et.al. An mRNA Vaccine against SARS-CoV-2 —Preliminary Report. NEJM. org.DOI: 10.1056/NEJMoa2022483.

78. Lurie N, Sharfstein JM, Goodman JL. The Development of COVID-19 Vaccines Safeguards Needed. JAMA Published online July 6, 2020.

79. El SAGE actualiza la guía de vacunación contra la COVID-19. https://www.who.int/es/news/item/28-03-2023-sage-updates-covid-19-vaccination-guidance.

80. Jetelina K. A guide to fall 2024. Vaccines. August-22-2024. https://yourlocalepidemiologist.substack.com/p/a-guide-to-fall-2024-vaccines?utm _campaign=post&utm_medium=web&triedRedirect=true

81. Vacunas COVID-19 Autorizadas. Comisión Federal para la Protección contra Riesgos Sanitarios | 03 de marzo de 2022. https://www.gob.mx/cofepris/acciones-y-programas/vacunas-covid-19-autorizadas

82. Mother To Baby | Fact Sheets [Internet]. Brentwood (TN): Organization of Teratology Information Specialists (OTIS); 1994-. Vacuna de ARNm contra COVID-19 (Moderna/Spikevax® y Pfizer/Comirnaty®) 2023 May. Available from: https://www.ncbi.nlm.nih.gov/books/NBK584979/

83. COMIRNATY Omicron XBB.1.5 30 µg (Vacuna COVID-19 ARNm, Pfizer-BioNTech) Guía Técnica 27 de septiembre de 2023. https://www.sanidad.gob.es/areas/promocionPrevencion/vacunaciones/covid19/Guias_Tecnicas/docs/Guía_Técnica_COMIRNATY_XBB_30mcg.pdf

84. SPIKEVAX (Vacuna COVID-19 ARNm, Moderna) Guía Técnica 6 de septiembre de 2022. https://www.sanidad.gob.es/areas/promocionPrevencion/vacunaciones/covid19/Guias_Tecnicas/docs/Guia_Tecnica_vacuna_Moderna.pdf

85. SUPPLEMENT APPROVAL, BioNTech Manufacturing GmbH August 28, 2024. https://www.fda.gov/media/181186/download?attachment

86. SUPPLEMENT APPROVAL, Moderna TX, Inc.   August 22, 2024. https://www.fda.gov/media/181212/download?attachment

87. Novavax COVID-19 Vaccine, Adjuvanted. Novavax COVID-19 Vaccine, Adjuvanted (2023-2024 Formula) Authorized For Individuals 12 Years of Age and Older. https://www.fda.gov/vaccines-blood-biologics/coronavirus-covid-19-cber-regulated-biologics/novavax-covid-19-vaccine-adjuvanted

88. Centros para el Control y la Prevención de Enfermedades de EE. UU. Proporciones de variantes [Conjunto de datos]. En COVID Data Tracker. 2024. Disponible en: https://covid.cdc.gov/covid-data-tracker/#variant-proportions

89. Settre A, Crotty Sh. Pre-existing immunity to SARS-CoV-2: the knowns and unknowns. July 2020, Nature reviews. Immunology. 20(8):1-2 DOI: 10.1038/s41577-020-0389-z

90. Kirkcaldy RD, King BA, Brooks JT. COVID-19 and Postinfection Immunity: Limited Evidence, Many Remaining Questions. JAMA. 2020;323(22):2245–2246. doi:10.1001/jama.2020.7869.

91. B. S. Graham. Rapid COVID-19 vaccine development. Science. 2020;29;368(6494):945-946. doi: 10.1126/science. Abb 8923.

92. Thanh   Le,   et   al.   Nature   Rev   Drug   Disc   2020; www.ovg.ox.ac.uk/news/oxford-covid-19-vaccine.

93. O'Callaghan KP, Blatz AM, Offit PA. Developing a SARS-CoV-2 Vaccine at Warp Speed. JAMA Published online July 6, 2020

94. OMS/OPS Guía para el cuidado de pacientes adultos críticos con COVID-19 en las Américas. Actualización del 29 de julio de 2020. https://iris.paho.org/bitstream/handle/10665.2/52529/OPSIMSEIHCOVID-19200014_spa.pdf?sequence=1&isAllowed=y

95. Linares y cols. Actualización y enfrentamiento de la pandemia por SARS-CoV-2 en Pediatría. Neumología pediátrica 2020; 15(2): 289-368. Enlace: https://www.neumologia-pediatrica.cl/wp-content/uploads/2020/05/2020-15-2-full-es.pdf

96. Wollina et al. Cutaneous signs in COVID-19 patients: a review. Dermathologic therapy 2020; e135-130.

97. Gottlieb et al. Dermatologic manifestations and complications of COVID-19. AM J Em Med 2020;38: 1715-1721.

98. Tenforde MW, Kim SS, Lindsell CJ, Billig Rose E, Shapiro NI, Files DC, Gibbs KW, Erickson HL, et al. Symptom Duration and Risk Factors for

Delayed Return to Usual Health Among Outpatients with COVID-19 in a Multistate Health Care Systems Network - United States, March-June 2020. MMWR Morb Mortal Wkly Rep. 2020 Jul 31;69(30):993-998. doi: 10.15585/mmwr.mm6930e1. PMID: 32730238; PMCID: PMC7392393.

99. Gupta et al. Extrapulmonary manifestations of COVID-19. Nature 2020; doi.org/10.1038/s41591-020-0968-3.

100. López-Pérez et al. Fisiopatología de la infección por virus SARS-CoV-2. Act Ped Mex. 2020; Supl 1: (41): s27-41.

101. Dhont, S., Derom, E., Van Braeckel, E. et al. The pathophysiology of 'happy' hypoxemia in COVID-19. Respir Res 21, 198 (2020). https://doi.org/10.1186/s12931-020-01462-5

102. Wiersinga et al. Pathophysiology, transmission, diagnosis and treatment of Coronavirus Disease 19 (COVID-19): A review. JAMA 2020; doi:10.1001/jama.2020.12839

103. Liu et al. Chest CT anc Clinical follow up of discharged patients with COVID-19 in Wenzhou City, China. ATS J 2020; https://www.atsjournals.org/doi/pdf/10.1513/AnnalsATS.202004-324OC

104. Dirección General de Epidemiología, Secretaria de Salud. COMUNICADO OFICIAL. "Actualización de la Definición Operacional de Caso Sospechoso de Enfermedad respiratoria Viral". DGE, SSA; México: 24 de agosto, 2020. https://www.gob.mx/cms/uploads/attachment/file/573732/Comunicado Oficial DOC sospechoso ERV 240820.pdf

105. 106.- LINEAMIENTO ESTANDARIZADO PARA LA VIGILANCIA EPIDEMIOLÓGICA Y POR LABORATORIO DE LA ENFERMEDAD RESPIRATORIA VIRAL ENERO DE 2024 Secretaría de Salud Subsecretaría de Prevención y Promoción de la Salud Dirección General de Epidemiología www.gob.mx/salud

106. COMUNICADO OFICIAL Dirección General de Epidemiología Secretaría de Salud. 24 de agosto 2020.

107. Definición operacional de Caso sospechoso de Enfermedad Respiratoria Viral, que incluye COVID-19 CVE, UAPS, DPM, IMSS. Lunes 24 de agosto de 2020. Gobierno de México-IMSS.

108. World Health Organization 2023 data.who.int, WHO Coronavirus (COVID-19) dashboard > Cases [Dashboard]. https://data.who.int/dashboards/covid19/cases

109. Lombardo-Aburto E. Abordaje pediátrico de las infecciones de vías urinarias. Acta Pediatr Mex. 2018;39(1):85-90.

110. ¿Qué es una reinfección? https://www.cun.es/diccionario-medico/terminos/reinfeccion#:~:text=La%20reinfecci%C3%B3n%20se%20refiere%20al,infectado%20por%20el%20mismo%20pat%C3%B3geno.

111. Treating Acute Covid-19 — Final Chapters Still Unwritten. Rajesh T. Gandhi, M.D., and Martin Hirsch, M.D. N Engl J Med 2024;390 (13):1234-1236 DOI: 10.1056/NEJMe2402224

112. Hammond J, Fountaine RJ, Yunis C, Fleishaker D, Almas M, Bao W, Wisemandle W, and Rusnak JM. Nirmatrelvir for Vaccinated or Unvaccinated Adult Outpatients with Covid-19., N Engl J Med 2024;390 (13):1186-1195 DOI: 10.1056/NEJMoa2309003.

113. IDSA Guidelines on the Treatment and Management of Patients with COVID-19 Published by IDSA, 5/27/2021. Last updated, 8/12/2024.

114. Consorcio del ensayo Solidaridad de la OMS, Pan H, Peto R, et al. Medicamentos antivirales reutilizados para la COVID-19: resultados provisionales del ensayo Solidaridad de la OMS. N Engl J Med 2021; 384(6): 497-511.

115. Horby PW, Pessoa-Amorim G, Peto L, et al. Tocilizumab en pacientes hospitalizados con COVID-19 (RECOVERY): resultados preliminares de un ensayo clínico aleatorizado, controlado y abierto. Lancet 2021; 397(10285): 1637-45.

116. Grupo de trabajo de la OMS sobre evaluación rápida de la evidencia para las terapias contra la COVID-19 (REACT), Sterne JAC, Murthy S, et al. Asociación entre la administración de corticosteroides sistémicos y la mortalidad entre pacientes con COVID-19 gravemente enfermos: un metaanálisis. JAMA 2020; 324(13): 1330-41.

117. Beigel JH, Tomashek KM, Dodd LE, et al. Remdesivir para el tratamiento de Covid-19 - Informe final. N Engl J Med 2020; 383(19): 1813-26.

118. Vargas-Mosso ME, González-Ortiz AM, Fraga-Pérez J, Reyes-Gómez U, Coria-Lorenzo JJ, Reyes-Hernándes KL, Cuevas-López LL, Virgen-Ortega C, et al.Esteroides: indicaciones en COVID-19 y enfermedades asociadas. Rev Enferm Infecc Pediatr 2023;35(144):2246-57.

119. Ely EW, Ramanan AV, Kartman CE, et al. Baricitinib más tratamiento estándar para adultos hospitalizados con COVID-19 con ventilación mecánica invasiva u oxigenación por membrana extracorpórea: resultados de un ensayo aleatorizado y controlado con placebo. medRxiv 2021: Disponible en: https://doi.org/10.1101/2021.10.11.21263897 [Preimpresión 12 de octubre de 2021].

120. Invivyd Announces PEMGARDA™ (pemivibart) Demonstrated 84% Relative Risk Reduction in Symptomatic COVID-19 Compared to Placebo in an Exploratory Analysis from Ongoing CANOPY Phase 3 Clinical Trial August 27, 2024.

121. Pemivibart. Medically reviewed by Drugs.com. Last updated on Apr 9, 2024. https://www.drugs.com/mtm_esp/pemivibart.html

122. World Health Organization 2023. COVID-19 epidemiological update – 22 December 2023, Edition 162. Emergency Situational Updates, 22 December 2023. [https://www.who.int/docs/default-source/coronaviruse/situation-reports/20231222_covid-19_epi_update-handover_162.pdf]

123. World Health Organizatio. WHO Coronavirus (COVID-19): Variants, JN.1 Initial Risk Evaluation. 13 December 2023. [https://www.who.int/docs/default-source/coronaviruse/18122023_jn.1_ire_clean.pdf?sfvrsn=6103754a_3]

124. INFORME INTEGRAL DE COVID-19 EN MÉXICO Número 04-2023 | 30 de diciembre de 2023 Secretaría de Salud Subsecretaría de Prevención y Promoción de la Salud Dirección General de Epidemiología.www.gob.mx/salud.2023

RESPUESTAS A LAS PREGUNTAS:

1.- **La respuesta es: e.-** HCoVs: 229E, HKU1, NL63, OC43, SARS-CoV-1,

MERS-CoV y SARS-Cov-2

2.- **La respuesta es: a.-** Fiebre >38° C, tos seca, mialgias y fatiga, disnea, cefalea.

3.- **La respuesta es: c.-** Determinación de rRT-PCR

4.- **La respuesta es: d.-** Parto prematuro y peso bajo.

5.- **La respuesta es: b.-** Entre el 5° - 10° día post contacto.

6.- **La respuesta es: c.-** 6-8 meses